La Vérité Sur Le Bio

Vérités, Mensonges, Idées Reçues Et Impostures
Sur Votre Santé

DAVID RICHARD

ISBN:1523781076
ISBN-13:9781523781072

CONTENTS

Introduction

Alimentation, votre premier médicament

Fais du bien à ton corps si tu veux que ton âme ait envie d'y rester, dit un proverbe indien. Ce bien ne peut venir de l'alimentation transformée industrielle. Ni son goût, ni ses qualités nutritionnelles ne peuvent influencer dans le bon sens notre santé. Au contraire, elle tue notre vitalité, soit en encombrant notre corps de toxiques soit en induisant des carences en micronutriments, voire les deux.

À l'inverse, opter pour une nourriture saine, diversifiée et non transformée garantit un apport en vitamines, en minéraux, en sucres lents, en protéines de qualité ou encore en acides gras essentiels.

Une alimentation de base saine, c'est bien. Une alimentation biologique, c'est mieux ! Manger bio, c'est en effet la garantie de consommer des aliments sains, exempts de radiation, d'additifs en surnombre, de résidus de pesticides et de produits chimiques. C'est également découvrir des ingrédients plus variés, moins raffinés et riches en goûts, en couleurs, en vitamines, en minéraux et en antioxydants.

Résultat ? Un plaisir gustatif augmenté, une absence de problème de surpoids (à condition de consommer des quantités raisonnables) et zéro cholestérol. Bref, votre corps et votre mental vous diront merci.

Dans ce livre, vous découvrirez la manière dont l'alimentation conventionnelle pollue votre corps. Vous saurez pourquoi manger bio impacte positivement votre santé et votre ligne. Vous apprendrez à choisir les bons ingrédients sans dépenser plus. Vous trouverez également notre semaine type et notre sélection d'aliments bio phares. Enfin, vous pourrez tester nos recettes. Simples à réaliser, équilibrées et goûteuses, elles vous prouveront que manger bio fait rimer ligne et plaisir.

CHAP 1

Quand l'alimentation conventionnelle fait mal

Premier ennemi de l'alimentation conventionnelle, et surtout le plus évident, **la malbouffe**, baptisée également *junkfood*. On regroupe sous ce terme des aliments dénués de toute valeur nutritionnelle. Véritable bête noire des diététiciens et des nutritionnistes, ils n'apportent rien de bon à notre organisme. Pire, ils sont carrément nuisibles pour notre santé et notre ligne. Avec leurs calories vides, ils rendent même accros leurs consommateurs. On trouve sans surprise parmi les représentants de cette *junkfood* : les boissons sucrées (allégées ou pas), les chips, les barres sucrées, les hamburgers, les bonbons, les frites ou encore les crèmes glacées.

Additifs, engrais et pesticides

S'attaquer à la malbouffe n'est pas suffisant. Notre assiette contient bien d'autres « crasses » concoctées par l'industrie alimentaire. Jus de fruits, jambon, légumes congelés, yaourts, céréales de régime, viandes, œufs ne sont pas toujours aussi sains que ce que le marketing veut nous le faire croire. Savez-vous que 300 additifs sont utilisés dans la nourriture quotidienne ? Exhausteurs de goût, agents d'enrobage, antiagglomérants, solvants, colorants, agents de blanchiment, édulcorants…

Ces substances naturelles ou synthétiques sont identifiables par la lettre E sur les étiquettes. Bien qu'autorisés, ils sont à l'origine de problèmes d'intestin, d'allergies alimentaires, d'obésité, de diabète de type 2 ainsi que de certains cancers.

Des additifs à ne pas prendre à la légère

Testés isolément, les additifs utilisés dans notre industrie alimentaires sont considérés pour la plupart sans danger. Reste cependant la question du cumul et de leur interaction.

- Parmi les E100 (les colorants).
Les E104, E110, E122 et E129 sont suspectés causer hyperactivité et déficit de l'attention chez l'enfant. Les E123, E131 et E142 sont considérés comme potentiellement cancérigènes. Les E150b, E150c et E150d sont des colorants bruns présents dans boissons, soupes, confiserie… leur accumulation est aisée vu leur présence dans bon nombre d'aliments. Ils pourraient affecter le système immunitaire.

- Les E200 (les conservateurs).
Les E210 à 219 (dérivés benzoïques), les E249 à 252 (dérivés nitrés), risques de cancers, d'anémie. Le E280 est soupçonné de contribuer à la régression autistique.

- Les E300 (agents anti-oxygène).

Le E310, problème de foie, hyperactivité, allergies, cancers. Le E320 (BHA) cancérigène et perturbateur endocrinien. Le E321, cancérigène et allergies cutanées, digestives et dépôts de graisses dans artères.

- Les E400 (les agents de texture).

Le E407 (carraghénane), risque de cancers. Le E441 (issus de déchets alimentaires provenant d'animaux). Le E420 (sorbitol), laxatif à hautes doses. Le E430, cancérigène, troubles digestifs, allergie cutanée.

- Les E500 (agents correcteurs/régulateurs ou anti-agglomérants).

Le E510, à hautes doses, maux de tête, nausée, allergie.

- Les E600 (exhausteurs de goût).

Le E621 (glutamate monosodique) potentiellement allergène, provoquerait migraine, obésité, diabète tye2, addiction. Le E630, risques d'allergie.

- Les E900 (cire, gaz de propulsion et édulcorants).

Le E 950 (acesulfame), risque de hausse du cholestérol, cancers, hypoglycémie. Le E951 (aspartame) soupçonné de causer maux de tête, prise de poids, cancers et troubles neurologiques. Le E954, risque d'allergie. Le E867 (xylitol), problème de reins, acidose.

- E1400 à E1450 (les amidons modifiés).

Réalisés à partir de maïs, de pomme de terre et de blé pouvant être transgéniques.

Quant aux engrais chimiques, pesticides, fongicides et autres antibiotiques, qui laissent dans les aliments conventionnels des résidus toxiques (peau des fruits et des légumes, poissons, viandes par exemples), ils favorisent l'apparition de cancers, l'affaiblissement du système immunitaire et des troubles de la fertilité.

Mauvaises graisses, sucre blanc et sel mis en cause dans l'épidémie de surpoids

Vous connaissez désormais les éléments qui peuvent causer préjudice à votre santé. Mais attention, votre ligne possède encore d'autres ennemis qui, lorsqu'ils font partie de votre quotidien, pèsent immanquablement sur la balance.

Commençons par le premier ennemi, le **mauvais gras** qui apparaît souvent comme le grand méchant loup responsable de la prise de poids. Notre corps a certes besoin d'une petite quantité de graisses saturées, à hauteur d'un quart de nos apports lipidiques quotidiens.

Mais l'alimentation moderne, riche en produits d'origines animales (viandes, œufs) et en graisses végétales saturées (palme, coco) a tôt fait de dépasser cette quantité, provoquant des problèmes de cholestérol et favorisant les maladies cardio-vasculaires.

Pire encore, les graisses trans et hydrogénées, très utilisées dans les produits transformés : margarine industrielle, sauces, biscuits, ou encore plats cuisinés. Trafiquées et chauffées à hautes températures, elles sont porteuses d'une forte concentration en molécules oxydantes. De plus, ces graisses étant non assimilables par l'organisme s'agglutinent un peu partout. De quoi engendrer des problèmes de poids et certaines maladies notamment cardio-vasculaires.

Mais ces mauvaises graisses ne sont pas les seuls responsables du surpoids. **Le sucre blanc** joue également un rôle important.

Obtenu par le raffinage de la canne à sucre ou de la betterave, ce sucre est composé presque exclusivement de saccharose. Aliment « mort », il ne contient que des calories vides (400 Kcal pour 100 grammes). Il est dépourvu de tout intérêt nutritionnel. Et comme si cela ne suffisait pas, ce sucre serait à l'origine de diabète et d'obésité.

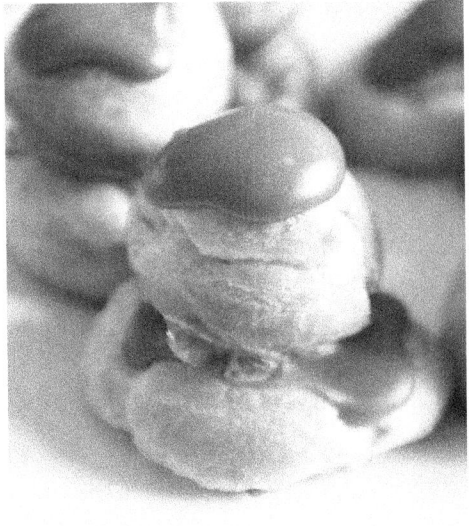

Ces conséquences fâcheuses pour la santé s'expliquent par un index glycémique élevé. Pour assimiler ce sucre, notre organisme en état d'hyperglycémie doit produire rapidement une grosse quantité d'insuline. De quoi donner un coup de fouet, suivi très vite du coup de pompe. Pour dissiper ce malaise, notre corps réclame une autre dose de sucre. Il va donc se laisser tenter par toutes sortes de friandises sucrées. S'en suit une période de manque... avant une nouvelle prise. Bref, les sucres rapides appellent les sucres rapides. Qui osera encore nous dire que le sucre blanc n'est pas une drogue ? Certainement pas les apothicaires qui jusqu'au 18ème siècle vendaient ce produit comme une drogue !

Maladies cardio-vasculaires, obésité et autres cancers, des maux à ajouter à la liste de ses méfaits. Obésité, comment est-ce possible ? Le sucre en surdose dans les cellules qui ne peuvent l'assumer complètement, ni en le brûlant ni en le stockant, va se transformer en graisse. De plus, il perturbe les mécanismes de contrôle de l'appétit. Deux facteurs qui favorisent l'obésité et les maladies cardio-vasculaires. À cela s'ajoutent les risques accrus de cancers. Car l'insuline est une hormone qui stimule la croissance : elle entraîne la prolifération des cellules saines, mais aussi la division des cellules cancéreuses. Une étude de Harvard a ainsi montré que les risques de cancers du colon, de la prostate et de l'endomètre étaient multipliés par 2,4 pour les personnes consommant le plus d'aliments à index glycémique élevé.

Autre effet néfaste, sa consommation oblige le corps à puiser dans ses réserves de vitamines et de minéraux. Et provoque ainsi des carences notamment en calcium et magnésium.

L'alimentation industrielle transformée est pointée également du doigt du fait de sa teneur élevée en **sel**. Ajouté au sucre et aux mauvaises graisses, ce condiment compose la vilaine trinité responsable de surpoids.

Des protéines animales en excès... c'est le corps qui trinque

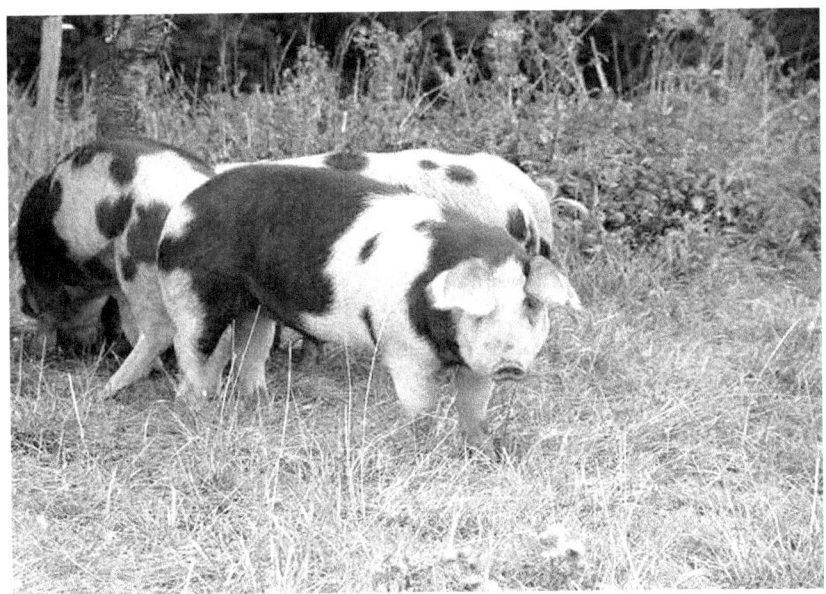

Viande rouge, œufs, fromage, charcuterie... Nous mangeons trop de protéines. Ces dernières sont pourtant indispensables pour notre organisme. Elles contribuent notamment au bien-être de nos hormones, nos muscles, notre peau et notre système immunitaire.

Alors qu'elles sont censées être la base de notre vie, elles deviennent toxiques car elles sont consommées en surnombre. La dose moyenne se situe à 200 grammes de viande ou de poisson par jour (3 œufs) pour un adulte de 60 kilos.

En excès, elles viennent alimenter le cholestérol, les masses graisseuses et fatiguent l'organisme par un stress oxydatif.

Autre effet néfaste de cette surconsommation, l'élevage intensif est une véritable catastrophe écologique en polluant notamment les sols et les rivières. A titre d'exemple, 18 % des gaz à effet de serre sont produits par l'élevage.

Le gluten un peu trop présent

Potage lyophilisé, chocolat, pain, bonbons, frites surgelées, bière, saucisse, panure, jambon... le gluten est omniprésent dans notre alimentation. Ingrédient miracle pour l'industrie, il séduit pour ses nombreuses propriétés (liant, gonflant, élasticité). Ingrédient diabolisé pour d'autres (allergie, effet de mode...) le gluten ne laisse résolument personne indifférent.

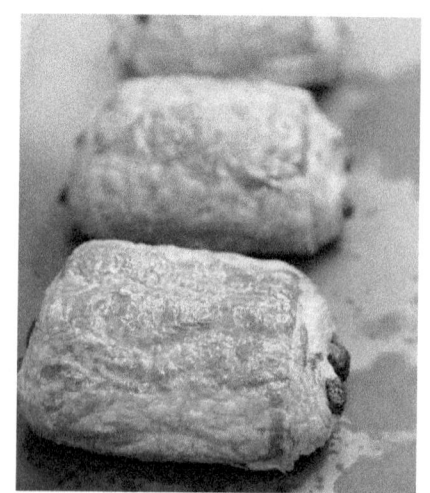

Le gluten, c'est quoi ? Présent dans de nombreuses céréales, le gluten est un mélange de protéines : les prolamines et les gluténines. Ces protéines sont présentes dans le bé, le seigle, le kamut, le boulgour, l'épeautre, l'orge et l'avoine. Collantes, élastiques et anti-agglomérantes, elles permettent aux pains et aux gâteaux de gonfler.

Certaines personnes sont obligées de le mettre en index en raison d'une allergie ou d'une intolérance (maladie coeliaque). D'autres encore souffrent de douleurs abdominales, articulaires ou encore de migraine. Hypersensibles à cette protéine, elles sont contraintes d'exclure le gluten de leur alimentation. Depuis quelques années, de nombreux naturopathes incitent leurs patients à réduire leur consommation, même si ces derniers ne souffrent d'aucune pathologie. Ils prônent un retour à une alimentation originelle et hypotoxique. Selon ces derniers, les céréales dotées de gluten ont été modifiées. L'industrie alimentaire n'a eu de cesse de sélectionner des nouvelles céréales plus riches en gluten pour des questions de rentabilité. Ces céréales affichent désormais un code génétique modifié que notre organisme, qui lui n'a pas évolué depuis des millénaires, n'est pas capable de la reconnaître et donc de l'assimiler. Ce qui expliquerait également que certaines personnes ne parviennent pas à perdre du poids, voire grossissent malgré des apports caloriques modérés. Voilà pourquoi, il n'est pas rare dans le cadre d'un régime minceur de préconiser une exclusion du gluten.

Trop de lactose également

Le lactose est le sucre du lait. Chez la plupart des adultes, il provoque des irritations intestinales. C'est la conséquence d'un déficit en lactase, une enzyme présente dans nos intestins. Cette dernière disparaît très souvent avec l'âge. De ce fait, le lait mal digéré fermente dans notre ventre. On parle alors d'intolérance au lactose. Depuis quelques années, on constate un nombre croissant de personnes intolérantes.

Pour certains spécialistes, la cause est évidente : les adultes sont en surconsommation de produits laitiers.

Même si on ne souffre pas d'intolérance au lactose, une consommation excessive n'est pas sans conséquence : troubles de la sphère ORL, ostéoporose, cancers du sein, maladie cardio-vasculaires, diabète et autres maladies auto-immunes (polyarthrite, fatigue chronique…). Il est établi que le lait de vache contient des facteurs de croissance très concentrés. Ajoutez à cela que l'hormone donnée aux vaches pour augmenter leur production de lait (non biologique) accroît encore un peu plus le niveau d'IGF-1 (facteur de croissance insulinique) dans leur sang. Ces facteurs de croissance se retrouvent dans tous les laitages. Tout en favorisant la multiplication des cellules normales, ils multiplient aussi les cancéreuses.

C'est ce qu'expliquent le professeur Joyeux, cancérologue, et le docteur Arnal-Schnébelen, gynécologue, dans leur livre « Comment enrayer l'épidémie des cancers du sein » (Ed. François-Xavier de Guibert). Leur conclusion est sans équivoque : les excès de laitages de vache augmentent les risques de cancer de sein et de la prostate.

Tout est poison, rien n'est sans poison. Seule la dose fait qu'une chose n'est pas un poison disait à juste titre Paracelse, célèbre médecin suisse du 16ème siècle. L'école de santé publique de Harvard recommande aux personnes qui digèrent le lactose **un laitage par jour**. L'idéal serait un lait avec une pause sans lait de 2 jours par semaine afin de reposer l'organisme.

N'oublions pas enfin que le lait et les produits qui en sont issus sont riches en graisses saturées et calories. Mangez 100 grammes de Comté et vous avalerez 447 calories. Avec 100 grammes de beurre, vous ingurgiterez 745 Kcal.

CHAP 2

Le BA-BA de l'alimentation bio

Manger bio, c'est coûteux ; c'est bizarre, moche, compliqué, insipide, triste... C'est, c'est... Oui, ce peut être tout cela aussi. Oui, la cuisine bio est hors de prix quand on n'achète que des plats préparés dans la dernière épicerie branchée. Oui, elle n'est pas toujours géniale gustativement. Oui, il existe bien quelques rescapés macrobiotes pour qui manger sainement rime avec tristesse. Et oui, manger bio, c'est parfois compliqué surtout quand on se retrouve devant une richesse incroyable de produits jusque-là inconnus.

Mais manger bio, c'est aussi choisir en toute conscience ce que vous mettez dans votre assiette. C'est ouvrir les yeux, les idées, libérer sa créativité. Car cuisiner bio, c'est regarder, humer, gouter, succomber pour le bien de votre corps, de votre santé, de votre ligne et de la planète.

Dépassez les préjugés... Et tout un univers incroyablement riche en saveurs, en couleurs et en texture s'offrira à vous. D'autant que manger sainement et de manière responsable, ce n'est pas que consommer exclusivement bio. C'est aussi s'intéresser au locavore, au commerce équitable, aux producteurs amoureux de leur produits et de leur terroir.

Manger bio, ce n'est pas cher

Si l'on cuisine exactement comme avant, avec les mêmes menus et les mêmes ingrédients, c'est vrai que cela peut faire exploser le budget alimentation. En revanche, si l'on modifie sa façon de manger, la facture s'allège.

Voici quelques **astuces pour alléger le budget**. Tout d'abord, préférez les aliments complets, non raffinés et non transformés : les céréales, les légumineuses (lentilles, pois chiches…), les huiles vierges de première pression à froid, le sucre de canne complet… La richesse nutritionnelle de ces aliments permet de manger de moins grandes quantités, car ils nourrissent mieux. Leurs vitamines, leurs minéraux et leurs fibres augmentent la satiété. La sensation de faim mettra plus de temps à se faire sentir.

Autre astuce, acheter en vrac dans les magasins biologiques. Vous ferez l'économie du marketing et de l'emballage. Respecter les saisons s'avère également judicieux pour votre budget. Choisir des fruits et légumes de saison et produits localement revient moins cher que ceux vendus hors saison. Des aubergines achetées en plein mois de janvier vous couteront le double, voire le triple ! Tout aussi profitable pour votre budget alimentation : manger moins de viande et de charcuterie au profit des protéines végétales. Bref, vous l'aurez compris. En bio, la clé réside **dans la qualité, pas dans la quantité.**

Manger bio, c'est tout sauf triste

Dans les rayons bio, on trouve une variété de produits inédits offrant une **richesse incroyable de goûts et de textures**. Parmi les produits phares, vous découvrirez les laits végétaux (noisettes, riz, soja, avoine…), les nouvelles farines sans gluten (riz, coco, châtaigne…), les purées d'oléagineux, des condiments inédits (miso, gomasio…), les sucrants naturels (sirop d'agave, rapadura, sucre de coco…), les graines germées, etc.

En respectant les saisons, vos fruits et légumes cueillis à maturité ont une saveur incomparable. Manger bio, c'est aussi favoriser **les cuissons douces**. Quand on cuit des aliments trop longtemps ou à des températures trop élevées, ils perdent leur goût et leurs vitamines. Ils deviennent également trop durs, trop mous ou plein d'eau. Pour garder le bon goût et la richesse nutritionnelle des aliments bio, il faut les cuire avec douceur et le moins longtemps possible. On préconise en bio 4 cuissons: la vapeur douce, au four à basse température, à l'étouffée sur feu très doux ou sauter dans un wok.

Manger bio, c'est meilleur pour la santé

En consommant des produits **exempts de produits toxiques**, vous respecterez votre organisme et la terre. L'agriculture bio exclut l'utilisation de produits chimiques contaminants (engrais, pesticides), non seulement pendant la culture mais aussi lors du stockage. Voilà pourquoi vous pouvez notamment manger la peau des fruits et des légumes. Ce qui est particulièrement intéressant au niveau nutritionnel.

En effet, à l'intérieur de la peau et juste en dessous, il y a beaucoup de vitamines, de minéraux et de fibres. Pensez juste à les nettoyer en les brossant rapidement sous l'eau.

Le choix d'une alimentation bio, c'est également **limiter le nombre d'additifs**. Le cahier des charges de cette filière autorise 48 additifs. On est loin des 300 admis dans l'industrie classique. Si pour vous c'est encore trop, le plus simple est de privilégier les produits bruts et de réaliser des recettes maison.

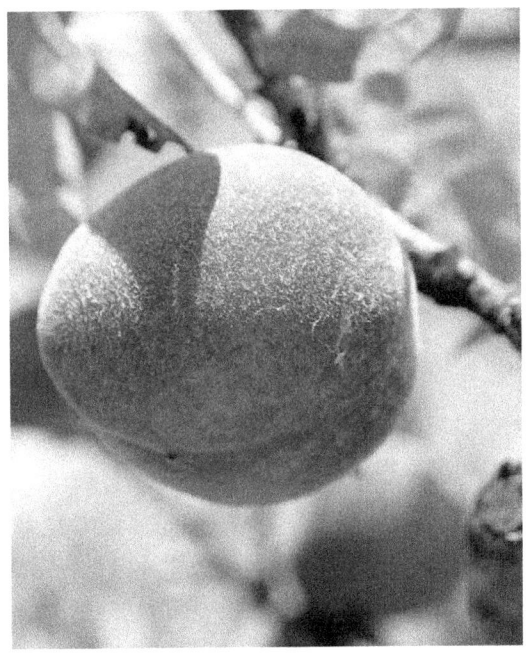

Un autre avantage en bio : la **valeur nutritionnelle** est meilleure qu'en conventionnel. Il est prouvé que les aliments AB contiennent plus de vitamines, de minéraux et d'oligoéléments que les autres. C'est également vrai pour les aliments complets tels que céréales et pain. C'est dans leur enveloppe que se concentrent vitamines et minéraux. Or, c'est aussi là que se cachent les résidus chimiques. Consommer des produits complets non bio est une pure aberration !

Une étude comparative sur des aliments AB et conventionnels a été réalisée par le professeur Henri Joyeux (cancérologue). Les résultats sont éloquents : « les aliments bio contiennent en plus grande quantité des micronutriments de forte qualité nutritionnelle, dans 9 aliments sur 11. » À titre d'exemple, une pêche jaune bio contient 2 à 3 fois plus de bêta carotène que sa cousine non bio. Une laitue bio contient 50 % de vitamine C en plus et presque 3 fois plus de bêta carotène qu'une salade non-bio. Un fromage AB affiche d'avantage de bonnes graisses, à savoir un meilleur taux d'oméga 3 que son équivalent conventionnel.

Comment expliquer cette différence ? Les nutriments sont altérés par la culture ou l'élevage intensif, par les traitements infligés pour un stockage et une conservation longs. En bio, la productivité naturelle des plantes est respectée, tout comme les équilibres naturels, la priorité est donnée aux variétés rustiques, et la durée de stockage/conservation est limitée. Quant aux animaux, ils sont élevés de manière bien moins intensive et nourris avec de l'alimentation bio. À tout cela s'ajoute l'absence de raffinage et l'usage de transformations douces. Résultat, les aliments AB affichent **une réelle supériorité qualitative et une meilleure digestibilité** que les aliments conventionnels.

Un autre argument qui devrait vous inciter à cuisiner bio : la gourmandise ! Outre leurs qualités gustatives préservées, les aliments bio vous ouvrent les portes d'un nouvel univers culinaire et gustatif, qui allie créativité et santé.

Dégustez les légumes et les fruits au rythme des saisons

Automne

- Légumes : artichaut, brocoli, céleri-rave, champignons cultivés, choux, cresson, endive, épinard, fenouil, haricot, navet, mâche, maïs doux, pâtisson, panais, poireau, potiron, scarole, topinambour, salsifis.

- Fruits : avocat, citron, châtaigne, clémentine, 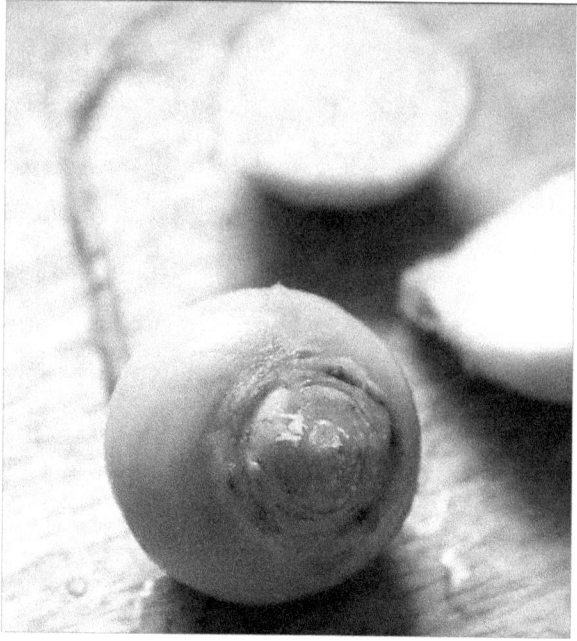 mandarine, orange, coing, figue, kaki, noisette, noix, poire, pomme, quetsche, raisin.

Hiver

- Légumes : endive, céleri-rave, champignons cultivés, choux, fenouil, citrouille, potiron, potimarron, cresson, épinard, mâche, poireau, rutabaga, salsifis, topinambour.

- Fruits : avocat, clémentine, datte fraîche, fruits exotiques (ananas, fruit de la passion, mangue, goyave, papaye, litchis), kaki, kiwi, mandarine, marron, orange, poire, pomme.

Printemps

- Légumes : artichaut, asperge, bette, carotte, choux, concombre, courgette, endive, épinard, petits pois, poireau, salades vertes.
- Fruits : cerise, fraise, framboise, kiwi, mangue, pomme, melon, rhubarbe.

Été

- Légumes : artichaut, aubergine, betterave, blette, brocoli, carotte, céleri branche, concombre, courgette, chou-fleur, fenouil, haricot vert, poivron, pomme de terre, radis, tomate, salades vertes.
- Fruits : abricot, pêche, melon, nectarine ou brugnon, figue, framboise, fraise remontante, groseille, rhubarbe, fruits rouges (sauvages de préférence, sinon cultivés : myrtilles, mûres). A la fin de l'été : prune, raisin.

Toute l'année

- Légumes : carotte, chou (sous toutes les formes), pomme de terre, betterave rouge, laitue, radis, persil, ail, oignon, échalote.
- Fruits : banane, citron, fruits séchés.

Les fruits exotiques sont délicieux et remplis de vitamines. Mais vu leur facture carbone (transport et stockage), il n'est guère souhaitable d'en consommer trop souvent.

CHAP 3

En pratique

10 Musts bio

Nos 10 incontournables bio qui vous aideront à prendre soin de votre santé et de votre forme.

1. De bonnes huiles

Il est temps d'en finir avec cette idée ridicule qui diabolise l'huile. Notre corps ne peut vivre sans. Après les glucides lents, les **lipides sont le deuxième macronutriment** dont nous avons besoin. Attention, quand on évoque les matières grasses, il faut distinguer les acides gras saturés (globalement d'origine animale) des acides gras insaturés. Ce sont ces derniers qui sont les bonnes graisses. Les bonnes graisses sont essentielles pour l'élaboration et le fonctionnement des cellules (notamment les neurones, eh oui le bon gras rend intelligent !).

Ils stimulent notamment les défenses de l'organisme, protègent contre les maladies cardio-vasculaires et les cancers, fluidifient le sang (ça c'est bon pour la sexualité)... Bref, exclure les bonnes graisses de son alimentation... et ce sont les neurones qui trinquent tout comme le cœur et la sexualité !

Un seul maître mot : modération. N'oublions pas que toutes les huiles contiennent 100% de matières grasses. Il n'en n'existe pas une qui soit plus légère que les autres en terme de calories. Une cuillère à soupe d'huile, quelle qu'elle soit, équivaut invariablement à 90 kcal.

Inutile de bannir l'huile sous prétexte de kilos à perdre. Il s'agit simplement de consommer les **« bonnes » huiles dans des proportions équilibrées**. En effet, des études scientifiques menées aux Etats-Unis sur des personnes en surpoids ont montré que les régimes pauvres en graisses n'avaient guère d'effet à long terme. Les personnes soumises à un régime de type méditerranéen autorisant un apport raisonnable d'huiles végétales de bonne qualité ont perdu plus de poids sur la durée.

La bonne dose ? **Près d'un tiers de notre alimentation**. Les acides gras insaturés doivent représenter 3/4 de nos apports lipidiques. Ce qui n'est franchement pas souvent le cas dans nos assiettes. En revanche, aucune tolérance pour les huiles et margarines industrielles contenant des graisses hydrogénées ou trans. Trafiquées, chauffées à très haute température, modifiées moléculairement, ce sont de véritables bombes pour notre santé. Elles favorisent la prise de poids et certaines maladies. Rien de surprenant, puisque notre corps ne sait pas comment les gérer.

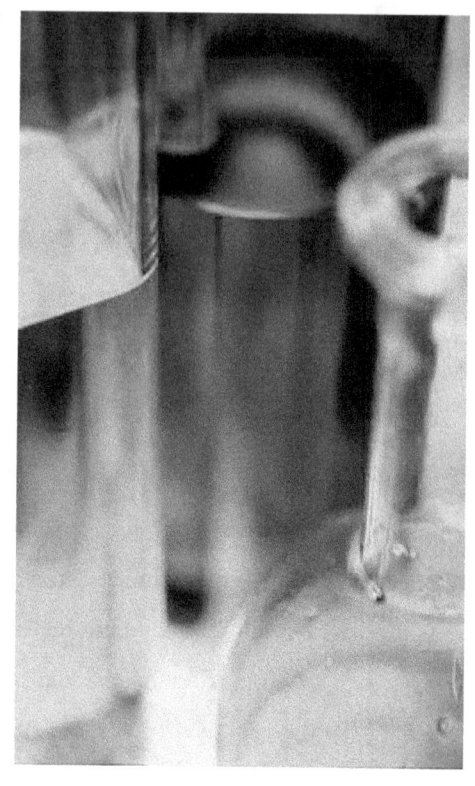

Si l'on devait établir un classement des huiles, la star serait incontestablement **l'huile d'olive.** Riche en vitamines (A, D, E et K) et en oméga 9 (acides gras mono insaturés), elle présente de nombreux avantages pour notre santé : elle agit sur le cholestérol, protège l'organisme contre les maladies cardiovasculaires, améliore la glycémie, régule le transit intestinal... Facile à vivre d'un point digestif (elle est en effet très digeste), elle l'est également en cuisine. Elle se travaille crue ou cuite. Elle est peu sensible à l'oxydation et ne s'altère donc pas avec l'augmentation de température. En revanche, elle peut perdre sa richesse aromatique si elle est utilisée en début de cuisson. Voilà pourquoi, nous conseillons de l'introduire à la fin notamment pour les plats mijotés. Elle remplace avantageusement le beurre dans les gâteaux, biscuits et autres cakes.

Question choix, il vous faudra une huile bio. Cela vous garantit des fruits exempts de pesticide. « Vierge » (taux d'acidité inférieur à 2) ou vierge « extra » (taux d'acidité inférieur à 1). Vous dégusterez ainsi une huile obtenue par des **procédés mécaniques** (sans solvants chimiques) sur des **fruits mûrs à point**. Ensuite, veillez à ce qu'elle soit « extraite à froid » (pressage à froid dans des centrifugeuses) ou mieux encore « première pression à froid » (une extraction à froid mécanique dans des meules de pierre, le top!). Ces méthodes de fabrication vous garantissent qualité nutritionnelle et richesse gustative.

Quant au prix, il y en a pour toutes les bourses et tous les goûts. Une huile sans grand caractère (achetée par exemple dans un supermarché), réservez-la pour la cuisson. En revanche, un filet d'huile d'olive crétoise ou italienne sur une belle salade estivale, et l'on frôle le divin ! Pas question de casser sa tirelire non plus.

Un filet, ce n'est pas la bouteille. Certes ce nectar est plus cher au litre, mais on en met moins qu'une huile de base car il est puissant en goût.

Alternez avec d'autres huiles comme celle de colza (très bonne source d'oméga 3), de sésame (bien équilibrée en omégas 6 et 9), de cameline (très riche en oméga 3), et de noix (excellente source d'oméga 3).

Des protéines végétales de qualité

3. Le tofu

Champion en matière d'apport en protéines végétales, le soja mérite une place à part dans ce chapitre. **Légumineuse riche en protéines de grande qualité**, il est une très bonne source d'acides gras essentiels, de phytoestrogènes, de vitamines B9, de magnésium, de fer et de potassium. Peu calorique (125 calories pour 100 gr), il contribue à diminuer le cholestérol, atténue les troubles de la ménopause (bouffée chaleur, ostéoporose), aide à prévenir certains cancers et contribue à une bonne santé de l'intestin. Pour assimiler au mieux ses protéines, n'oubliez pas de l'associer à des céréales.

Également baptisé steak végétal, le tofu compte quasiment autant de protides qu'un filet de bœuf, sans les graisses saturées ni cholestérol ! Issu de la transformation naturelle du lait de soja en présence de nigari (une présure issue du sel marin), il se présente comme un bloc de pâte blanche ressemblant à de la feta. Il se vend en version neutre ou aromatisée.

D'un goût neutre, il vous faudra l'assaisonner avec des herbes et des aromates pour l'apprécier pleinement. Il aime également les marinades notamment à base de jus de citron, de miel et de shoyu (sauce soja fermentée). Bien imprégné de ces saveurs, il sera prêt à être sauté dans un wok. Il se travaille également coupé en dés dans un bouillon exotique ou mixé pour confectionner des galettes végétariennes. Pour alléger vos tartes.

Pour les desserts, les smoothies et les quiches sans œufs (mousse, flanc), préférez le **tofu soyeux**. Plus souple, il se distingue par sa finesse et son onctuosité. Il est toujours vendu au rayon frais et doit être consommé rapidement.

Selon les fabricants, les marques, les tofus diffèrent en goût, texture et aspect. N'hésitez pas à les tester jusqu'à ce que vous trouviez celui qui correspond à vos envies.

4. Les farines biologiques sans gluten

Les céréales, les légumineuses et les fruits dénués de gluten qui peuvent se décliner en farines biologiques sont légion : riz, châtaigne, quinoa, coco, sarrasin, millet, teff, fonio, châtaigne, pois chiche, maïs, manioc... Chacune vous séduira par sa richesse nutritionnelle mais aussi par son goût et sa texture.

Pour la réalisation de pains, pâtisseries, tartes et autres cakes, le must est la **farine de riz** (complet, demi-complet ou blanc). Particulièrement digeste, elle est une bonne source de sucres lents, de protéines et de fibres. Douce en goût (légèrement sucrée) et polyvalente, elle s'adapte à toutes les recettes sucrées et salées. Elle s'utilise seule ou mélangée à une autre farine sans gluten. Elle apportera à vos gâteaux, cakes et biscuits croustillant et légèreté.

Plus parfumée et rustique, **la farine de châtaigne** est parfaite pour tous ce qui est desserts, pâtisseries et pains. Ne l'utilisez en revanche jamais pure, mais toujours associée à une farine d'un goût plus neutre (riz, arrow root ou fécules).

Également intéressante pour les desserts, **la farine de coco** affiche un goût sucré typé. Elle permet de réaliser notamment un lait végétal en étant diluée avec de l'eau de source. De quoi obtenir un lait de coco dégraissé express. Autre atout pour les personnes souhaitant perdre du poids : riche en fibres et en protéines, elle affiche un faible index glycémique. Associez-la avec une farine ou fécule d'un goût neutre.

Star de la cuisine méditerranéenne, **la farine de pois chiche** mérite elle aussi une place de choix dans votre cuisine. Elle apportera à vos desserts, crêpes et tartes une note croquante et parfumée. Pour profiter pleinement de sa saveur, mélangez-la avec une farine au goût neutre.

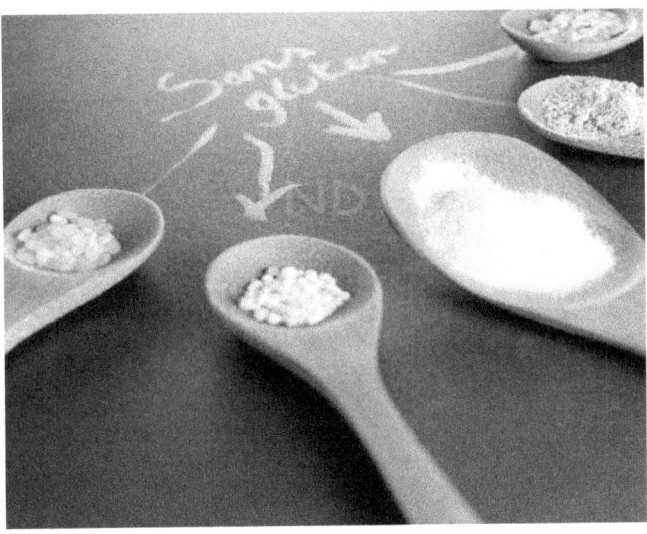

Autre incontournable, la **farine de sarrasin**. Bonne source de fibres, de minéraux et d'antioxydants, le sarrasin (appelé aussi « blé noir ») est réputé pour ses propriétés hypocholestérolémiantes et son pouvoir satiétogène. Il doit sa réputation gourmande grâce aux galettes bretonnes, aux soba japonaises (nouilles) et à la kasha russe (porridge). Son goût rustique se marie très bien avec les fruits, le chocolat, la cannelle et les oléagineux.

Les mélanges de farine qui fonctionnent très bien pour les biscuits et gâteaux sont notamment riz (70%) et sarrasin, riz (60 %) et mix châtaigne – fécule pomme de terre, riz (60 %) et manioc (ou foufou), fécule de pomme de terre (60 %) et sarrasin ou encore riz (80 %) et pois chiche.

Bien d'autres farines sans gluten sont disponibles dans les magasins bio, à vous de les découvrir, de les tester et qui sait trouver vos favorites.

Côté cuisine, ajoutez une note aérienne à vos pâtes avec de **l'arrow root**. Il s'agit d'une fine fécule blanche sans gluten au goût neutre. Elle vous sera également utile pour épaissir des crèmes desserts, des potages et des entremets. Délayée dans un peu d'eau froide, elle s'incorpore toujours dans une préparation chaude. Pensez également à choisir une poudre à lever sans gluten (sans phosphate). Parfaite pour les pâtisseries, elle doit être mélangée aux ingrédients secs.

5. Les alternatives végétales au lait

En choisissant d'éliminer/limiter les produits laitiers de votre alimentation, vous devrez exclure les laits (vache, chèvre, brebis...), la crème (entière et allégée), le beurre, les yaourts, les fromages, le lait fermenté, les glaces, les milkshakes, le chocolat au lait, le chocolat blanc, les crèmes...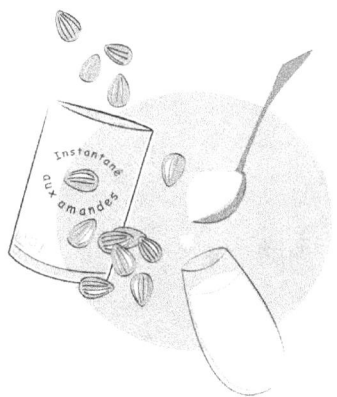

Vivre sans lait de vache n'a rien d'un cauchemar. Il est possible de très bien manger sans produits laitiers, cuisiner gourmand, se régaler... Et cela grâce aux nombreuses alternatives qui vous permettront de réaliser des recettes savoureuses.

Le choix est immense : laits végétaux (de riz, de noisettes, d'amandes, de soja, de quinoa, de sésame, de coco...), yaourts végétaux (soja, riz), crèmes liquides végétales (avoine, riz, soja, amandes...), crèmes épaisses lacto-fermentées, tofu, margarines végétales non hydrogénées...

Attention, certains laits végétaux sont adoucis avec des sucres naturels (sirop de riz, arôme de vanille...) ils sont parfaits pour les desserts. En revanche, c'est une horreur pour une sauce ou un potage. Pensez à bien lire les étiquettes.

Digestes, **exemptes de cholestérol**, **riches nutritionnellement**, et **peu caloriques**, ces alternatives méritent une place de choix dans votre cuisine. Utilisez-les, équilibrez vos repas, limitez vos portions... et votre pourrez contrôler votre poids sans carence ni frustration.

Parmi les laits végétaux, il en est un incontournable : **le lait de riz.** Ses atouts ? Son goût neutre, sa texture, sa polyvalence et son faible coût. Cette boisson végétale est fabriquée à partir du riz complet : les grains de riz finement broyés sont cuits à feu doux dans de l'eau purifiée. Le lait de riz possède un goût discret et délicat associé à une texture proche de celle du lait de vache. Il peut entrer dans la composition d'absolument tous les styles de recettes. C'est aussi une boisson excellente à déguster nature. Pour les préparations culinaires salées, préférez-le « sans sucre ajouté ».

Le lait de soja est également un incontournable quand on cuisine sans produits laitiers animaux. Crêpes, clafoutis, gâteaux, sauces, crème... toutes les recettes classiques lui conviennent. Il suffit de garder les mêmes proportions que celles du lait de vache. Côté santé, c'est une **très bonne source de protéines de qualité** (il détient les 8 acides aminés essentiels), de vitamines (B,E), de phytoestrogènes, de magnésium, de phosphore et de potassium. Le goût et la texture varient beaucoup selon les marques, il est utile de les tester jusqu'à ce que vous trouviez celle qui vous plaît.

Il existe de nombreux autres laits végétaux tels que ceux de **millet, de coco et de noisettes, d'amandes.** Ils font des merveilles en desserts et dans les plats sucrés-salés.

Pour la réalisation de sauces salées ou sucrées, n'hésitez pas à essayer **la crème liquide de soja**. Elle se compose de lait de soja, d'huile et d'épaississants naturels. Attention, lisez bien les étiquettes. Car certaines peuvent contenir du blé.

Digeste, dépourvue de cholestérol, peu calorique (180 calories pour 100 g), source d'oméga 3… elle est une aide incontournable d'une cuisine saine et gourmande. Avec son goût tout à fait neutre et sa consistance onctueusement fluide, cette crème s'incorpore parfaitement dans les soupes, quiches, omelettes, gratins, flans et autres pâtisseries.

Facile d'utilisation, elle réagit en revanche très mal à l'ébullition. Par exemple, lorsque vous réalisez un velouté de légume, ajoutez la crème en fin de cuisson. Ne la fouettez pas non plus. En raison de sa faible teneur en matière grasse, elle se coagulerait et donnerait une consistance visuellement désagréable.

Vous pouvez également utiliser les yaourts de soja nature dans vos préparations culinaires telles que mousses, marinades et cakes.

Et le calcium dans tout ça ?

Minéral essentiel à la solidité de notre ossature, le calcium est utilisé comme argument en faveur d'une surconsommation de laitages.

Il est vrai que le lait de vache en contient 3 à 4 fois plus que le lait maternel. On oublie juste de nous dire que ce **calcium est mal assimilé** par notre organisme. Ce caractère indigeste des protéines de lait nuit à la bonne assimilation de son calcium. Sur la teneur en calcium d'un produit laitier, seul 1/3 serait absorbé. Qui plus est, le lait de vache contient peu de magnésium, indispensable pour métaboliser le calcium.

Faites le plein de calcium sans vacherie

Comment la vache (notez sa belle ossature) emmagasine-t-elle le calcium présent dans son lait ? En consommant, à l'âge adulte et sevré, comme nous le lait d'une autre espèce ? Ridicule, j'imagine mal une vache se régaler du lait de chèvre ou de jument. Où se trouve sa source ? Réponse simple et évidente : dans les plantes qu'elle mange. Les végétaux contiennent du calcium, calcium 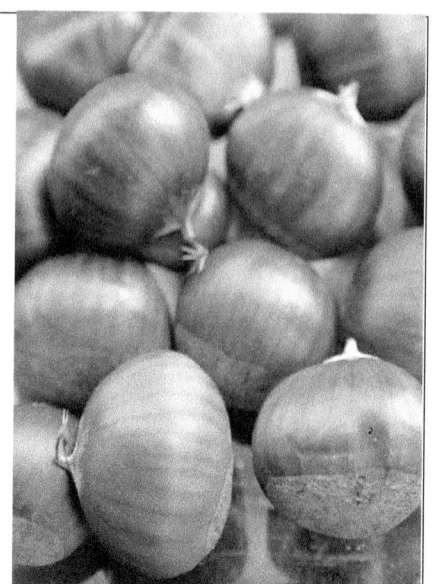 facilement assimilable. Les végétaux renferment des acides organiques rendant le calcium soluble, et donc biodisponible. Sans compter leurs bonnes teneurs en magnésium, indispensable pour fixer le calcium.

Suivons l'exemple du monde animal, nourrissons -nous notamment de végétaux. Mangez de la roquette, du cresson, des pissenlits, du persil, des choux (frisés, chinois, verts, brocolis...), des épinards, des haricots verts.

Ajoutez-y :

- des algues (arame, dulse...) ;

- des fruits (châtaigne, figues, dattes, kiwis, groseilles, cassis, oranges, mûres ;

- des graines oléagineuses (sésame, amandes, noix, noisettes, cacahouètes ;

- des légumineuses (soja, pois chiches, lentilles) ;

- des graines germées ;

- des poissons (anchois, sardines, flétan, hareng, truite, sole) ;

- des eaux minérales (riches en calcium et magnésium) ;

- des céréales complètes (amarante, avoine, seigle, quinoa).

Enfin, tout cela ne sert à rien si vous restez cloîtrés chez vous. L'absorption du calcium dépend également de **la vitamine D**. Une vitamine que vous trouverez lors d'une marche en plein air, d'une exposition au soleil (avec modération, inutile d'aller jusqu'au mélanome). L'équilibre est le maître mot. Mangez varié, profitez de la nature... et votre corps bénéficiera de tous les apports nécessaires en minéraux et vitamines.

6. Les sucrants naturels

Sucre de canne complet, sirop d'agave, sirop d'érable, sucre de coco, le miel... Riches en minéraux, tous ces aliments naturels jouissent d'un pouvoir sucrant bien supérieur à celui du sucre raffiné.

Star incontournable, **le rapadura**, un pur jus de canne déshydraté. Non raffiné, il contient toute sa mélasse. Sa fabrication préserve une composition riche de minéraux. Non content d'afficher glucose et fructose, le rapadura compte aussi du potassium, du calcium, du fluor, de la vitamine C ou encore de la provitamine A. De quoi enchanter les dentistes : un sucre bon pour les dents. 100 grammes de sucre intégral représente 316 calories. Ce qui reste élevé. La bonne nouvelle vient de son **pouvoir sucrant bien supérieur au sucre blanc**.

En d'autres mots, vous devez en mettre peu dans votre recette pour bénéficier de son sucrant. Quant à son index glycémique, il est classé en IG moyen (55 à 70). Les personne souffrant d'un diabète léger peuvent l'utiliser mais dans une quantité limitée et après accord de leur nutritionniste.

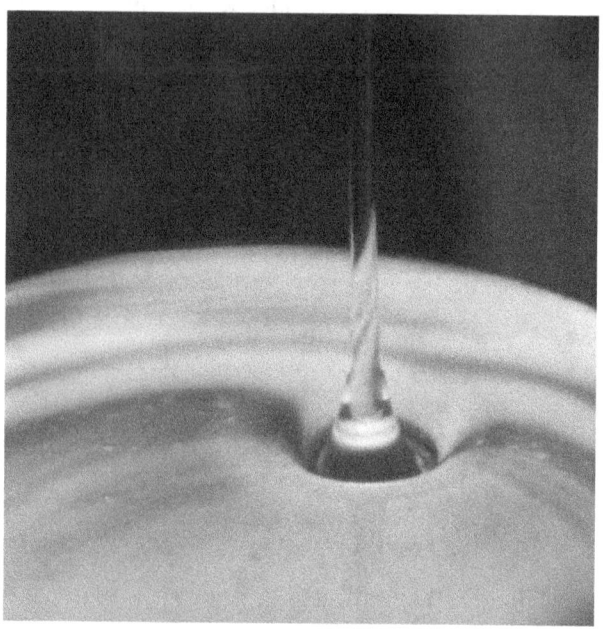

Un autre sucrant naturel à découvrir en bio est **le sirop de riz**. Obtenu par une lente fermentation de riz complet bio, il contient principalement du glucose, un nutriment indispensable à notre organisme. Ce sirop de riz a un pouvoir sucrant plus élevé que le sucre, avec un goût délicat aux notes de miel. Au niveau des calories, il affiche 316 Kcal pour 100 grammes, avec un index glycémique inférieur à celui du sucre blanc. L'avantage ? Il augmente moins brutalement le taux de sucre dans le sang. De plus, il n'y a **pas de stockage de graisse** dans vos cellules.

Autre atout non négligeable, le sirop de riz non raffiné contient des vitamines et minéraux. Il s'utilise dans les yaourts, le thé, les compotes, les pâtisseries... Astuce, intégrez-le dans une préparation type pâtisseries, et il réagira comme un sucre lent. Ce phénomène s'explique par son interaction avec les fibres, les protéines et les lipides. Tout bénef, ce sirop.

Un autre must, **le sucre de coco**. Obtenu à partir de la sève des tiges florales, il séduit par son IG 24-35, sa richesse en fibres, en vitamines et en minéraux (potassium, cuivre, fer, vitamines B...). Avec sa saveur caramélisée, il adoucit le thé, les yaourts, les plats exotiques et les cocktails.

Les amateurs de yaourt sucré et de crêpes, peuvent également se laisser tenter par **le sirop d'agave** (295 Kcal , IG 15-30). Ce « miel de cactus » d'une consistance sirupeuse est riche en minéraux. Il se comporte **comme un sucre lent** et ne sollicite pas l'insuline du pancréas. En cas de cuisson, son pouvoir sucrant s'estompe.

Nous n'avons pas évoqué **la stevia...** Tout simplement parce qu'à l'heure actuelle, il n'existe **pas de stevia bio**. La production de la plante est encore conventionnelle. Si vous souhaitez quand même l'utiliser, sachez que cet édulcorant extrait de la plante est intéressant pour diverses raisons : O calorie, IG nul, pouvoir sucrant 300 fois plus élevé que celui du sucre blanc ou encore apport en fibres et calcium. En revanche, son goût de réglisse peut déplaire. Côté préparation, on ne peut pas le cuisiner pour en faire par exemple un caramel ou un gâteau.

Alterner les sucres biologiques afin de bénéficier des qualités gustatives, des avantages, des richesses nutritionnelles de chacun. Enfin, même s'ils sont bio et sains, gardez la main légère et sucrer avec modération. Comme en toute chose, l'excès est toujours préjudiciable.

7. Ces tisanes venues d'ailleurs pleines de bienfaits

Boire est vital, au même titre que respirer. Nous sommes constitués de 60 à 70% d'eau. Cette eau participe à de nombreux processus vitaux (salivation, maintien de la température corporelle, élimination des déchets…). Or, chaque jour, nous perdons à peu près 2 litres d'eau. Il est par conséquent essentiel de s'hydrater. Inutile pour autant de vous greffer une bouteille d'eau. Une bonne partie de notre alimentation nous fournit cette eau précieuse.

Vive les tisanes venues d'ailleurs ! En les consommant, vous prenez soin de votre santé. Grâce à leurs propriétés **énergisantes, calmantes, hydratantes, détoxifiantes, rééquilibrantes**, gourmandes.

Commençons par le **rooibos**. D'une belle couleur rouge cuivrée, le rooibos est issu de la fermentation des feuilles d'Aspalathus linéaris, une légumineuse d'Afrique du Sud. On trouve en version bio du rooibos nature, mais également aromatisé (cannelle, fraise, bergamote…). Il séduit par son arôme intense et sucré. Il peut être bu à toutes les heures de la journée, y compris le soir. Il est en effet dépourvu de théine. En revanche, cette boisson est riche en **flavonoïdes, oligoélements et vitamine C**. Rafraîchissant et tonifiant, le rooibos est également diurétique et **drainant**.

Doté d'une belle couleur rouge cuivrée, il séduit par son arôme intense et sucré. Afin que le rooibos libère tout son arôme, le temps d'infusion est de 5 à 10 minutes. L'idéal est de le faire infuser dans une théière en verre. A boire chaud ou froid, il s'accommode très bien d'une tranche de citron ou d'une pincée de sucre.

Passons au **lapacho**. Originaire des forêts tropicales d'Amérique du Sud, seule son écorce est fermentée. On trouve dans le commerce bio du lapacho nature, mais également aromatisé (vanille, orange, agrumes…). Riche en **minéraux et oligoéléments** (magnésium, calcium, zinc, phosphore…), le lapacho contient également des tanins et des flavonoïdes. Il est dépourvu de théine. Ses propriétés sont nombreuses : stimulant du système immunitaire,

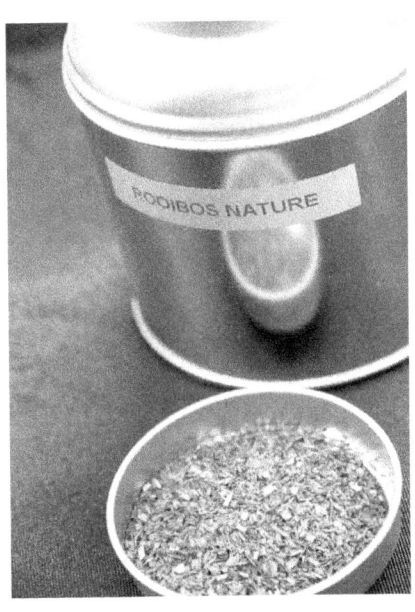

anti-inflammatoire, antirhumatismale, **élimination des toxines**, antalgique… Il est légèrement épicé, doux avec des arômes boisés. Il se déguste chaud ou froid, à toutes les heures de la journée, y compris le soir. A consommer seul ou lors de repas. Egalement parfait avec les desserts. Pour le déguster dans les meilleures conditions, faites-le cuire 5 minutes à feu doux, puis laisse-le infuser 15 minutes dans une théière en verre.

Le numéro 3 de ce top 4 des tisanes bio venues d'ailleurs est **le maté**. Appelé « thé des Jésuites », « thé du Paraguay » ou encore « herbe de Saint Barthélémy », il est issu des feuilles séchées de houx sauvage en provenance d'Amérique du Sud (Paraguay, Brésil et Argentine). Riche en chlorophylle et en **vitamines C, A, B1, B2 et B**, le maté est dépourvu de théine. Il contient en de la matéine, du **calcium,** du magnésium, du fer, du soufre et du manganèse. Boisson tonique, le maté stimule le corps et l'esprit. Il favorise la digestion, la diurèse et une meilleure circulation sanguine. Et lutte contre la fatigue tout en ne perturbant pas les cycles de sommeil. En Amérique du Sud, on dit également qu'il renforcerait l'immunité, retarderait le vieillissement, contrôlerait l'appétit et éliminerait l'insomnie.

On trouve du maté nature, mais également aromatisé (bergamote, fruité, épicé…). Tendre et ample en bouche, le maté se déguste à toutes les heures de la journée, y compris le soir. Afin que le maté libère tout son arôme, le temps d'infusion est de 5 minutes. L'idéal est de le faire infuser dans une théière en verre.

Enfin, le numéro 4, **le honeybush**. Originaire d'Afrique du Sud, il y est considéré comme un thé. Ce « thé » est issu de la fermentation des feuilles Cyclopia intermedia, un arbuste aux fleurs jaunes. Dans le commerce, on le trouve nature, mais également associé à du rooibos. Sans théine et pauvre en tannins, cette infusion est riche en minéraux et oligo-éléments. Elle contient également du pinitol (un expectorant), des **anti-oxydants et de la vitamine C**. Recommandé en cas de refroidissement et de toux, le honeybush est réputé pour ses propriétés anti-inflammatoire et anti-virale. Le Medical Research Council (MRC) a établi les propriétés anticancéreuses de l'honeybush et du rooibos.

Des expériences ont montré que des rats consommant ces infusions présentaient significativement moins de lésions cancéreuses du foie que ceux alimentés à l'eau. D'autres résultats tout aussi concluants ont été obtenus en rapport avec le cancer de la peau. Enfin, le honeybush aiderait à soulager la constipation et favoriserait l'amincissement. De couleur dorée, il se caractérise par un arôme fleuri et un goût prononcé de miel de montagne. Il se déguste à toutes les heures de la journée, y compris le soir. Afin que le honeybush libère tout son arôme, laisse-le infuser 5 à 8 minutes dans une théière en verre.

8. Les purées d'oléagineux

On regroupe sous le nom d'oléagineux, les fruits et graines riches en graisses végétales dont on peut extraire de l'huile. Côté fruits, on trouve notamment les noix, les noisettes et les amandes. Quant aux graines, elles englobent le tournesol, le lin, le sésame ou encore le soja. Leur consommation est bénéfique pour la santé. Elles apportent, en effet, des **acides gras insaturés, des protéines de qualité, des fibres, des oligoéléments ainsi que des vitamines**. Les nutritionnistes les apprécient pour leurs différents bénéfices sur la santé. Énergétiques et dépourvues de cholestérol, elles constituent des en-cas d'excellentes qualités. Elles sont revigorantes, anti-oxydantes, hypocholestérolémiantes et préventives de certains cancers. Elles stimulent le système immunitaire et participent à réguler le transit intestinal. Elles permettent d'éviter la fatigue, l'asthénie et la constipation.

Séchés, les oléagineux sont pressés dans une meule de manière à obtenir une purée bio. Dépourvues d'additifs et de conservateurs, certaines purées sont parfois adoucies avec du sirop d'agave, du miel ou du sucre de canne. Nous vous conseillons de les choisir non sucrées pour pouvoir les cuisiner. En revanche, elles seront parfaites comme pâte à tartiner pour les tartines du matin des enfants. Même celles qui sont natures ne doivent pas être consommation frénétiquement. Sain et bio ne veut pas dire allégé. Même si les calories ne sont pas vides, elles ne sont pas pour autant virtuelles. 100 grammes de purée de noisettes représentent 611 calories, d'amandes blanches 648 cal et de cacahuète 590 cal. Résolument riches, elles restent plus intéressantes que le beurre qui en plus de ses 720 calories vous apportera de vilaines graisses saturées.

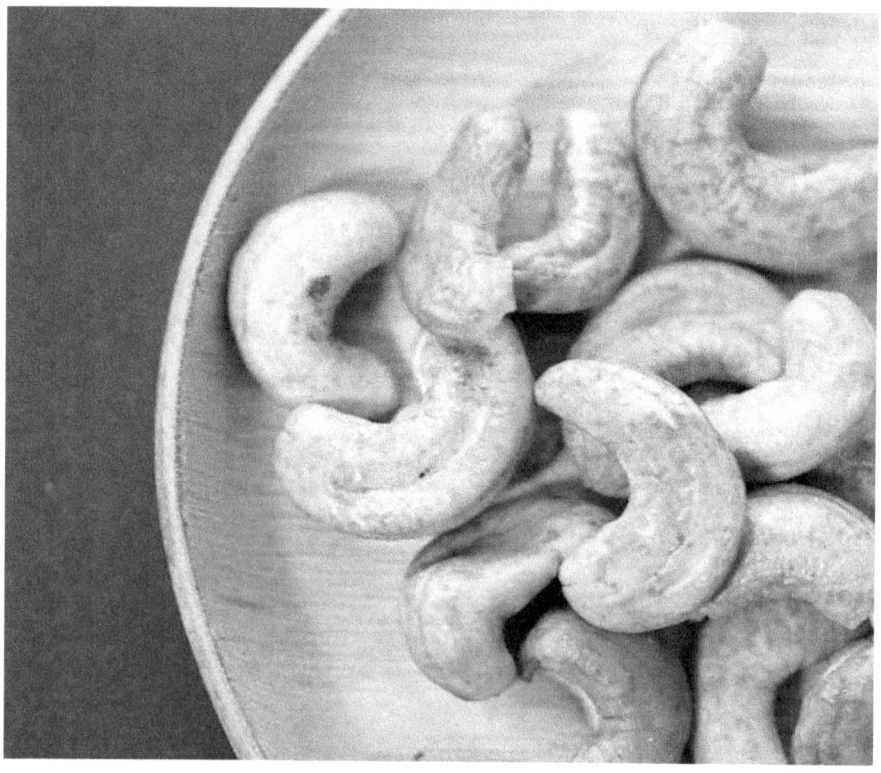

Une bonne dose ? Une cuillère à café de purée (80 Kcal) sur le pain du matin remplace avantageusement le beurre. Vous tiendrez sans coup de pompe jusqu'au repas du midi. Ces purées font d'excellents substituts aux graisses et crèmes d'origine animale. Vous pouvez les utiliser dans toutes vos pâtisseries, tartes et cakes. N'hésitez pas non plus à les cuisiner pour réaliser des sauces blanches (béchamel, mayonnaise). Autre possibilité, les délayer dans un peu d'eau de source pour réaliser vos laits végétaux maison. Le goût de chacune de ces purées apportera sa petite touche personnelle.

9. Les Graines de chia

Déjà connu dans l'ancien empire Aztèque, le chia est désormais la star de la nutrition. Il est vrai que ces petites graines noires ou blanches ne manquent pas d'atouts : richesse en **protéines, en fibres, en oméga 3, en antioxydants, en calcium (plus que le lait !), en potassium, en fer et vitamine C.**

Originaire d'Amérique du sud, ces graines sont particulièrement appréciées pour leurs **propriétés anti-graisses et anti-sucre.** Grâce à leurs fibres solubles, elles absorbent le mauvais cholestérol et le sucre dans notre intestin, favorisant ainsi leur élimination. Sans oublier, son effet coupe faim. Doux pour le système digestif, le chia est également parfait pour commencer la journée en faisant le plein d'énergie, notamment mixé avec des fruits et un peu de lait végétal.

En terme de goût, le chia est neutre, doux. Il s'adapte à toutes les situations. Vous pouvez le consommer tel quel ou le parsemer sur vos salades, yaourts, boissons, céréales, légumes… Autre possibilité, les moudre pour en faire une farine sans gluten et l'intégrer dans vos gâteaux et biscuits.

On conseille de le faire tremper avant de l'utiliser.

Côté cuisine, ils sont une excellente alternative aux oeufs. Pour ce faire, il suffit de mettre à tremper 1 cuillère à soupe de graines dans la même quantité d'eau durant 30 minutes. L'eau va se gélifier. Incorporez ce liquide visqueux et les graines à votre pâte. De quoi remplacer efficacement 1 œuf.

Attention, il est recommandé de ne pas consommer plus de 30 grammes par jour.

10. La caroube

Avec ses 520 calories pour 100 g, le chocolat noir est une affreuse tentation pour les personnes qui surveillent leur poids. Pour les plus gourmands qui ne peuvent pas se passer de cette douceur, il existe une alternative disponible dans les magasins biologique : la poudre de caroube. Fruit du caroubier (un arbre méditerranéen), cette poudre est utilisée comme substitut naturel du chocolat mais également comme sucrant naturel. Les personnes allergiques au chocolat le connaissent bien. Il en va de même des industriels qui l'utilisent sous le nom de E410 pour les glaces, les préparations diététiques et les gâteaux.

Riche en propriétés nutritionnelles, la caroube compte **des fibres, des protéines, du calcium, du phosphore, du fer et des vitamines (A, B).** Moins riche en protéines et matières grasses que le chocolat, elle est dépourvue d'excitant. Non allergène, elle est l'alliée des personnes qui suivent un régime d'éviction au gluten et au lactose.

De récentes études menées en Allemagne ont montré que sa consommation régulière diminue le taux des lipides dans le sang. Au niveau des calories, comptez 270 Kcal pour 100 grammes (dont 0,6 grammes de lipides). Avec son **index glycémique faible** (15), elle présente un avantage évident dans le cadre d'un régime amincissant. Grâce à son taux élevé en fibres et pectine, elle aide les intestins paresseux en stimulant le transit. Les personnes qui suivent un régime l'apprécieront également pour son soutien à l'absorption des lipides et des glucides.

Son goût doux tendant vers le caramel (évoquant le chocolat au lait) lui permet toutes les associations. Si vous ne le trouvez pas assez marqué, vous pouvez l'associer à la cannelle ou la menthe. En revanche, n'ajoutez pas de sucre. La poudre caroube est également connue comme sucrant naturel. Au niveau culinaire, la caroube s'utilise comme le cacao. Vous pouvez la mélanger dans votre lait chaud, l'ajouter dans vos pâtisseries, vos tartinades maison ou encore vos smoothies.

Une semaine type en bio

Le petit-déjeuner type comprend : 1 thé/ café, 1 fruit de saison, 1 yaourt de soja (nature ou au fruits).

Et en alternance durant la semaine :

- Galettes de riz (de maïs, ou sarrasin) avec confiture bio (ou miel)
- Tranche(s) de pain sans gluten avec confiture (ou miel
- 1 muffin sans gluten aux fruits de saison
- Pancakes sans gluten avec un filet de sirop d'agave
- Muesli/granola sans gluten et lait végétal
- Porridge au chia, fruits de saison et lait végétal (prévoir repos d'une heure pour laisser au chia se gélifier).

Jour 1

Déjeuner

Quiche aux carottes (végétalienne ou non) avec une salade/ potage + 1 pana cotta vanille à l'agar agar et un coulis.

Dîner

Salade/potage + tagliatelles avec nappage végétarien + une salade de fruits.

Jour 2

Déjeuner

Salade de saison + steak de soja + légumes de saison cuits à la vapeur + féculent sans gluten (riz, polenta, pomme de terre, sarrasin) + 1 smoothie.

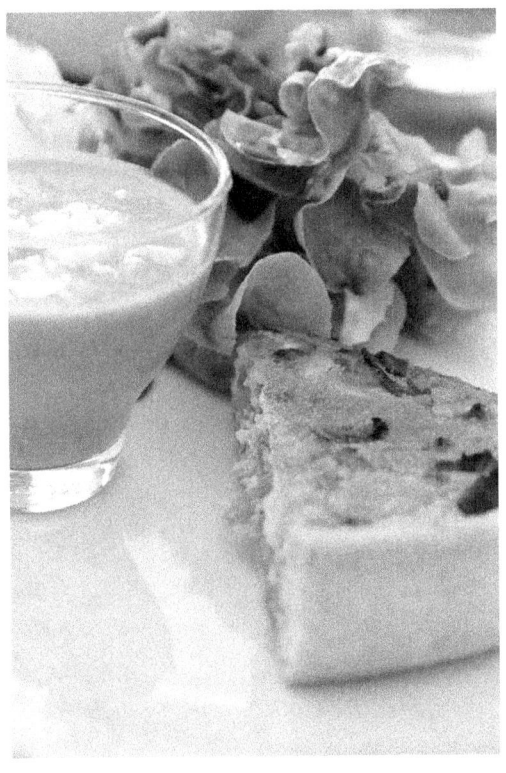

Dîner

Légumes cuits à la vapeur + 2 œufs + 1 tranche de pain sans gluten + 1 fruit.

Jour 3

Déjeuner

1 salade + 1 burger sans gluten au poulet et graines germées + chips de légumes au four + 1 fruit de saison.

Dîner

Salade de carottes lactofermentées + curry de tofu + yaourt fouetté avec sirop d'agave et 1 fruit de saison.

Jour 4

Déjeuner

Miso + wok de tofu et de petits légumes de saison + nouilles de riz + crumble aux fruits de saison.

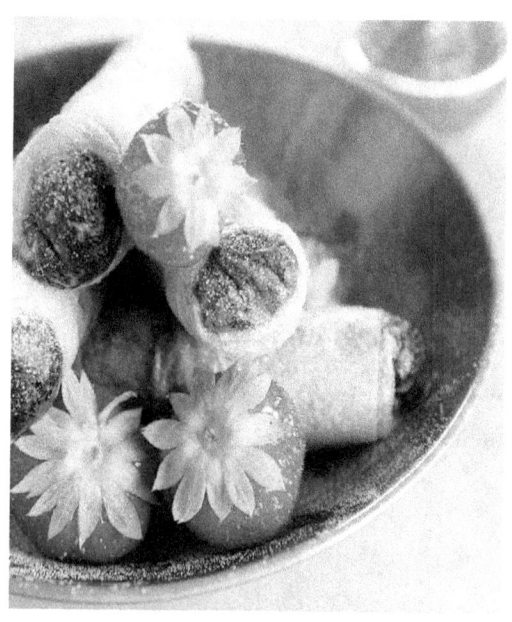

Dîner

Salade de butternut + 1 sorbet.

Jour 5

Déjeuner

Entrée de crudités + crevettes au lait de coco + riz + nem au chocolat.

Dîner

Falafels + dips concombre + salade de saison + un fruit.

Jour 6

Déjeuner

Brochette de viande blanche + compotée de légumes + 1 mousse de fruits (ou à la caroube).

Dîner

1 soupe miso + tartare d'algues sur pain complet + salade composée de saison + 1 crêpe aux fruits.

Jour 7

Déjeuner

Pizza sans gluten (végé ou pas) + salade composée de saison + crumble de fruit.

Dîner

Piquillos + salade + lassi.

Jour 8

Déjeuner

Apéritif (dip et crackers) + roulades de sole + légumes de saison + écrasé de pommes de terre cuites à la vapeur + un gâteau maison.

Dîner

Un minestrone (ou autre potage complet à base de légume de saison, légumineuse) + fruit de saison.

Collations durant la semaine :

o   1 thé vert ou une tisane
o   1 fruit
o   Et en alternance: biscuit maison sans gluten, quelques fruits secs (amandes, abricots, figues…), 1 carré de chocolat noir.

CHAP 4
Recettes gourmandes biologiques

Pour le petit déjeuner

Le premier repas de la journée qui vous donnera l'énergie et la bonne humeur pour toute la journée ne doit surtout pas rimer avec morosité ni ingrédients raffinés. Dites stop aux pâtes à tartiner industrielle hypercalorique, au jus d'orange qui donne bon conscience mais plein de sucre, aux céréales light 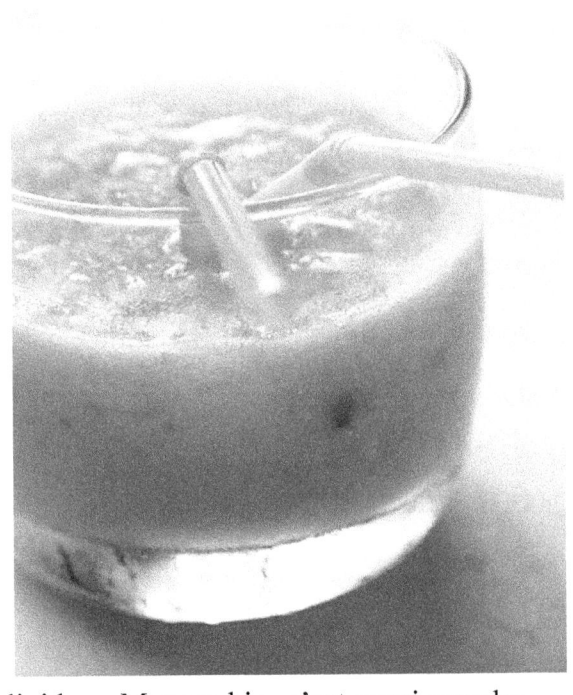 allégées en sucre mais pas en lipide… Manger bio, c'est aussi prendre soin de soin dès le matin. Voici quelques idées de préparations saines et gourmandes dont certaines peuvent facilement être congelées et réchauffées le matin même.

Smoothie pêche (sans lactose)

Ingrédients pour 4 personnes

4 pêches

2 yaourts de soja

15 cl de lait de riz

Quelques glaçons

1° Peler et couper les pêches en morceaux.

2° Mixer tous les ingrédients. Déguster bien frais.

Pâte à tartiner choco-noisettes

Ingrédient pour 1 petit bocal

100 g de cacao en poudre non sucré

75 g de purée de noisettes

4 cuillères à soupe de lait de noisettes

4 cuillères à soupe de sirop d'agave ou d'érable

1° Mélanger le cacao avec le lait de noisettes.

2° Incorporer ce mélange à la purée de noisette. Ajouter le sirop d'agave.

Muffins au sirop d'érable et à la patate douce

Ingrédients pour une dizaine de muffins

200 g de farine de riz

50 g de fécule de pomme de terre

200 g de purée de patates douces

120 g de sucre de canne

100 g de margarine fondue

60 g d'eau

1 sachet de poudre à lever sans gluten

1 cuillère à soupe de rhum

1 cuillère à café d'épices à spéculoos

1 pincée de cannelle

1 pincée de sel

1° Préchauffer le four à 180°C (th.6).

2° Mélanger la purée de patates douces, la margarine fondue, l'eau et le rhum.

3° Mélanger tous les ingrédients secs dans un bol. Creuser un puits, et y verser le mélange à la patate douce. Mélanger.

4° Verser la pâte dans les moules à muffins, en ne les remplissant qu'aux trois quarts.

5° Enfourner durant 30 minutes.

6° Pour s'assurer que les muffins sont bien cuits, y plonger la pointe d'un couteau qui doit ressortir sec. Ces muffins sont délicieux tièdes.

Crème de riz du matin

Ingrédients pour 4 ramequins

60 g de crème de riz

30 cl de lait végétal

1 cuillère à soupe de sucre non raffiné.

Quelques dés de fruits de saison

1° Délayer la crème de riz en versant peu à peu le lait végétal dans une casserole.

2° Cuire à feux doux jusqu'à ce que la crème épaississe. Remue constamment. Compter environ 5 minutes.

3° Verser la crème dans des ramequins, laisser refroidir.

4° Agrémenter avec des morceaux de fruits frais.

Information : **La crème de riz** est farine de riz précuite, dénuée de gluten. Très digeste, elle permet de réaliser des desserts (crèmes, tartes, biscuits...) ainsi que... des cataplasmes en cas d'inflammation cutanée.

Petits pains du matin

Ingrédients pour une dizaine de petits pains

300 g de farine de riz

100 g de farine de maïs

1 cuillère à soupe de sucre complet (ou miel)

1 sachet de poudre à lever sans gluten

1 pincée de sel

100 g de yaourt de soja nature

1 filet d'huile d'olive vierge première pression à froid

Quelques abricots secs coupés en dés.

1° Préchauffer le four, thermostat 6 (180°C).

2° Dans un bol, mélanger tous les ingrédients secs : les farines, la poudre à lever, le sel et le sucre. Ajouter le yaourt de soja, le filet d'huile d'olive. Mélanger.

3° Incorporer les dés d'abricots

4° Prendre des petites parts de pâte et former dans les mains des petits pains de la grosseur de balles de ping-pong. Les aplatir légèrement. Puis les poser sur une plaque de cuisson recouverte de papier sulfurisé.

5° Mettre au four durant 20 minutes.

Apéritifs

Prendre soin de sa santé et de sa forme ne veut pas dire faire l'impasse de ce moment privilégié entre amis ou en famille : l'apéritif. Voici quelques idées sans lactose ni gluten.

Cocktail de fraises (sans alcool)

Ingrédients pour 4 personnes

200 g de fraises

50 cl de lait d'amandes bien frais

2 cuillères à soupe de sirop d'agave

1° Laver, équeuter et réserver les fraises.

2° Mixer ensemble tous les ingrédients. Servez immédiatement.

Crackers

Ingrédients pour 4 personnes

100 g de farine de pois chiche

50 g de farine de riz

1 poignée de graines de lin

2 cuillères à soupe d'eau

4 cuillères à soupe d'huile olive

Sel

Èpices (en fonction du goût : romarin, curry, cumin...)

1° Préchauffer le four à 200°C.

2° Graisser les plaques de cuisson

3° Mélanger tous les ingrédients. Etaler sur une épaisseur de 3 cm. Saler et épicer.

4° Cuire 20 minutes. Casser en morceaux.

Rouleaux de concombre

Ingrédients pour 4 personnes

1 concombre

1 tranche de saumon fumé

Version sans lactose :

100 g de tartinade au tofu

Version chèvre :

100 g de fromage frais de chèvre

5 cl de crème liquide de soja

Quelques brins de ciboulette

Une pincée de piment d'Espelette

Sel et poivre

1° Peler et épépiner le concombre. Emincer-le avec une mandoline dans le sens de la longueur.

2° Pour la farce en version chèvre : écraser le fromage frais. Ajouter la crème liquide de soja, la ciboulette ciselée, le piment d'Espelette, le sel et le poivre. Mélanger.

3° Pour le dressage, appliquer sur chaque ruban de concombre une cuillère de crémeux de fromage (ou de tartinade au soja). N'hésiter pas à doubler le ruban de concombre s'il est trop fin et fragile.

4° Rouler et décorer avec le saumon.

Autres possibilités : remplacer le concombre par la courgette. Faire des roulades avec un houmous, une tapenade ou un guacamole.

Falafels (sans gluten, sans lactose)

Ingrédients pour une dizaine de falafels

200 g de pois chiches secs

2 gousses d'ail

1 cuillère à café de farine de riz

1 cuillère à café d'arrow root

1/4 cuillère à café de poudre à lever sans gluten

1 cuillère à café de cumin en poudre

1 cuillère à café de coriandre

Huile d'olive

Graines de sésame

Pour le dip au concombre :

1 concombre épépiné

100 g de yaourt au soja

1 cuillère à soupe de tahin

1 cuillère à soupe de vinaigre de cidre

1 cuillère à café de menthe ciselée

Sel et poivre

1° La veille : mettre à tremper les pois chiches.

2° Mélanger le yaourt de soja, le tahin, le vinaigre et la menthe.

3° Peler, épépiner et couper en petits dés le concombre. L'ajouter à votre sauce. Mélanger et réserver au frais.

4° Pour les falafels : égoutter les pois chiches. Les mixer avec l'ail dégermé, la farine de riz, l'arrow root, la poudre à lever, les épices et 1 cuillère à soupe d'huile d'olive.

Laisser reposer au frais 30 minutes.

5° Façonner des petites boulettes, les rouler dans les graines de sésame

6° Chauffer un peu d'huile dans un wok et faire revenir les falafels.

7° Servir avec le dip au concombre.

Madeleines salées (sans gluten, sans lait)

Ingrédients pour une vingtaine de madeleines

100 g de margarine végétale

2 œufs

150 g de farine de riz

1 cuillère à soupe de

poudre à lever sans

gluten

1 c. à café d'épices

(thym, origan, basilic

et paprika)

Sel et poivre

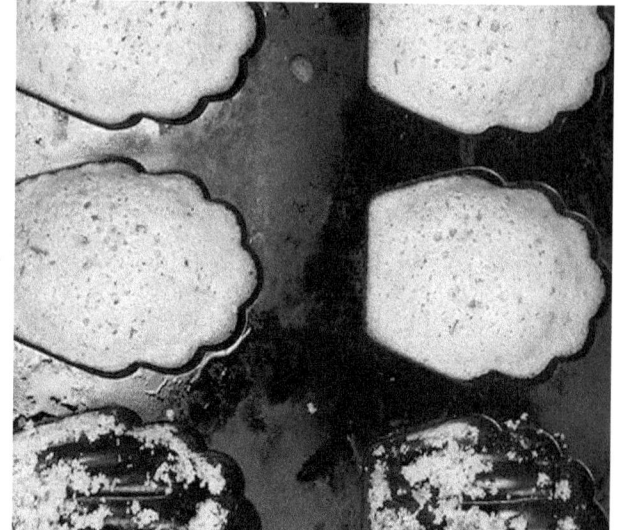

1° Préchauffer le four

à 180 °c (th.6).

2° Faire fondre la margarine à feux doux.

3° Dans un saladier, fouetter les œufs. Incorporer la farine, la poudre à lever, la margarine fondue, les épices, le sel et le poivre. Mélanger.

4° Verser la pâte dans des moules à madeleines en ne les remplissant qu'à moitié.

5° Cuire jusqu'à ce qu'elles soient gonflées et dorées. Compter moins de dix minutes.

Houmous à l'huile de sésame

Ingrédients pour 4 personnes

200 g de pois chiches cuits

6 cuillères à soupe de crème liquide de soja

2 cuillères à soupe d'huile de sésame

2 gousses d'ail dégermées et réduites en purée

1 cuillère à soupe de jus de citron

2 cuillères à café de cumin

Sel

1 pincée de piment de paprika (ou piment d'Espelette).

1. Mixer tous les ingrédients. Garnir de rondelles de citron.

Si vous aimez le goût du sésame, n'hésitez pas à ajouter une cuillère à soupe de tahin (purée de sésame).

Entrées

Les entrées présentées peuvent être également servir de plats principaux. Cela dépend de votre appétit et des circonstances. Ainsi, après un déjeuner copieux, vous pouvez récupérer votre excès en dînant avec un bol de potage. Toutes les recettes présentes sont sans gluten et sans lactose.

Velouté exotique de carottes aux lentilles corail

Ingrédients pour 4 personnes

5 belles carottes

1 échalote

2 gousses d'ail

1 petit morceau de gingembre frais

(1 cm)

100 g de lentilles corail

50 cl de bouillon de poule dégraissé

20 cl de lait de coco

1 pincée de curcuma

1 pincée de coriandre

1 pincée de cumin

1 pincée de piment d'Espelette

1 cuillère à soupe d'huile d'olive

Sel

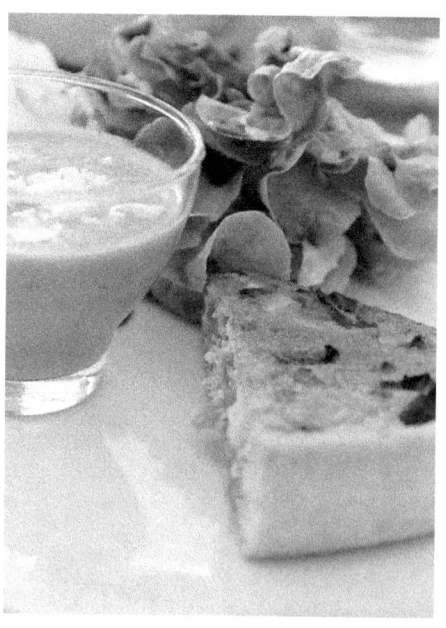

1° Brosser les carottes sous un filet d'eau, les couper en gros morceaux.

2° Peler l'échalote et l'émincer.

3° Dégermer les gousses d'ail et les écraser.

4° Faire chauffer l'huile d'olive dans une grande casserole, y jeter les légumes, les épices.

5° Cuire 5 minutes, remuer régulièrement.

6° Verser le bouillon et les lentilles. Saler. Couvrir et laisser mijoter pendant 20 minutes.

7° Mixer jusqu'à l'obtention d'une préparation épaisse et onctueuse.

8° Incorporer le lait de coco et prolonger la cuisson à feu doux (5 minutes).

Salade hivernale de butternut

Ingrédients pour 4 personnes

500 g de courge type butternut

Une douzaine d'olives noires

250 gr de pomme de terre

4 cuillères à soupe d'huile d'olive fruitée

Une pincée de thym

Sel

1 cuillère à soupe de sésame

1° Peler et couper en dés la butternut.

2° Peler et couper en dés les pommes de terre.

3° Cuire à la vapeur les légumes. La courge ne doit pas être trop cuite.

4° Couper les olives en petits morceaux.

5° Mélanger tous les ingrédients. Cette salade peut être servie tiède.

Soupe verte de fraicheur

Ingrédients pour 4 personnes

1 concombre

4 kiwis

1 litre de bouillon (poule ou légumes)

1 yaourt de soja (ou chèvre)

1 gousse d'ail

1° Peler le concombre, le couper en dés.

2° Peler les kiwis, les couper en dés. Réserver l'équivalent d'un kiwi pour la décoration.

3° Peler la gousse d'ail, enlever le germe.

4° Mixer le bouillon avec tous les autres ingrédients.

5° Verser dans des verres et décorer avec le kiwi qui reste.

Flan de poivron rouge

Ingrédients pour 4 personnes

4 poivrons rouges

1 cuillère à café d'agar agar

200 g de yaourt de soja nature

20 cl de coulis de tomates

Quelques feuilles de basilic

Sel et poivre

1° Laver les poivrons, les couper en 2 et les épépiner. Les faire griller au four durant 15 minutes à 230°C (Th.7).

2° Quand la peau des poivrons se boursoufle, les sortir du four et les peler.

3° Les mixer avec le yaourt de soja. Saler et poivrer.

4° Délayer l'agar agar dans un peu d'eau. L'incorporer à la purée de poivron. Faire mijoter à feu doux. Remuer. Laisser frémir 2 minutes.

5° Réserver au frais pendant au moins 1 heure.

6° Servir avec le coulis de tomate et quelques feuilles de basilic.

Pour info :

Produit à partir d'algue, **l'agar agar** est un gélifiant. Pour réussir les gelées, il est important de le diluer dans un peu de liquide froid, avant de l'intégrer à la préparation. Puis, porter le tout à ébullition. Le temps de cuisson varie selon les fabricants (de 30 secondes à 2 minutes). C'est en refroidissant que la préparation gélifie.

Tartare d'algues

Ingrédients pour 1 bol de tartare d'algues

3 cuillères à soupe de mélange d'algues en paillettes déshydratées (par exemple Mélange du pêcheur)

2 échalotes

Une dizaine d'olives noires

2 cornichons

2 cuillères à soupe d'huile d'olive

1 gousse d'ail réduite en purée

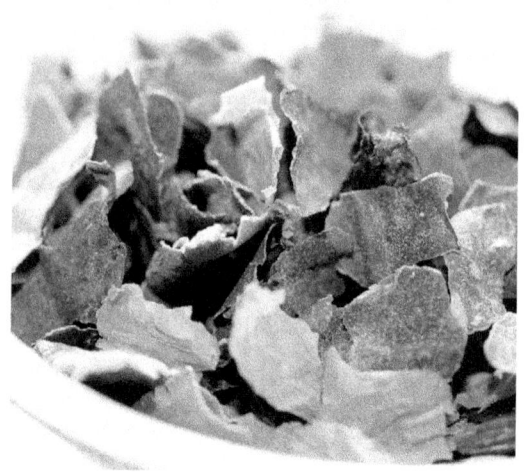

1° Mettre à tremper les paillettes dans l'huile d'olive pendant 1 heure.

2° Peler et émincer les échalotes.

3° Couper les cornichons et les olives en petits morceaux.

4° Mixer tous les ingrédients.

5° Réserver au frais pendant 1 heure.

6° Servir sur du « pain des fleurs » (biscottes de sarrasin). La texture et le goût de ce tartare d'algues s'associent très bien au croustillant de ces biscottes de sarrasin bio.

Plats

Les recettes qui vous sont proposées ont pour objectif de vous faire découvrir certains ingrédients biologiques. N'hésitez as à faire parler votre créativité et à adapter les ingrédients en fonction des saisons et de vos envies.

Curry de tofu

Ingrédients pour 4 personnes

200 g de tofu

2 cuillères à soupe d'huile d'olive

1 carotte

2 petites courgettes

1 échalote

1/2 poivron

100 ml de lait de coco

1 cuillère à café de curry

Sel

1° Brosser les légumes sous l'eau.

2° Couper la carotte en rondelles et les courgettes en tronçons.

3° Les cuire 10 minutes à la vapeur. Ils doivent rester fermes.

4° Émincer le poivron, réservez.

5° Couper le tofu en dés. Chauffer dans une poêle 1 cuillère à soupe d'huile, y faire dorer le tofu.

6° Dans une autre

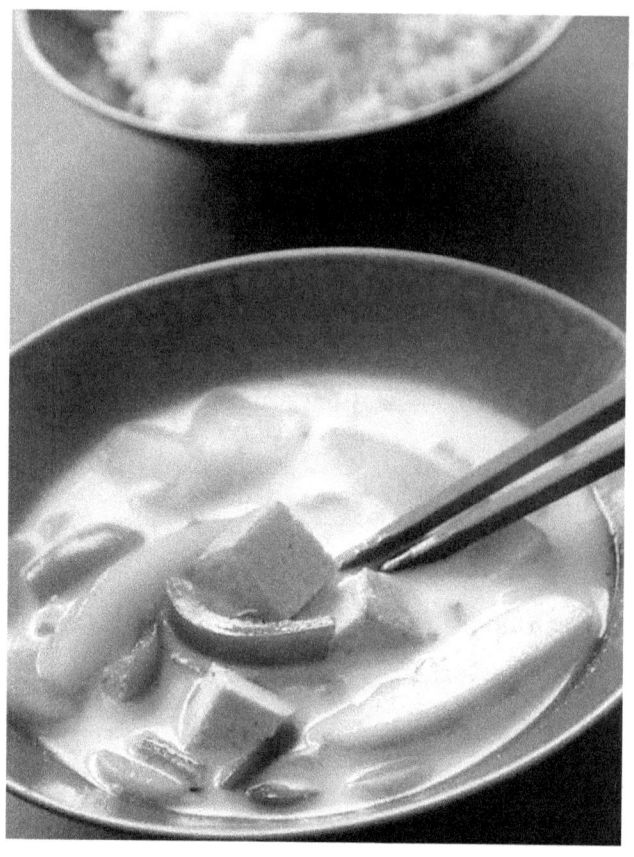

poêle, chauffer le reste d'huile d'olive, ajouter le poivron émincé.

7° Après 5 minutes, ajouter le curry puis le lait de coco. Mélanger et verser les autres légumes. Laisser mijoter 5 minutes.

8° Au moment de servir, parsemer avec le tofu doré.

9° Accompagner ce curry avec un riz parfumé ou des pâtes soba (pâtes japonaises sans gluten).

Quiche aux carottes (version 1 avec œufs)

Ingrédients pour une tarte

Pour le fond de tarte (pâte sablée sans gluten)

180 g de farine de riz

50 g de farine de pois chiche

20 g poudre d'amandes

2 œufs

100 g de margarine végétale non hydrogénée

1 cuillère à soupe d'eau

1 grosse pincée de sel

Pour l'appareil :

300 g de carottes

1 gousse d'ail

20 cl de crème liquide de soja

2 œufs

1 cuillère à café de cumin

1 cuillère à café de coriandre

1 noix de margarine végétale

Sel, poivre

1° Préchauffer le four à 180 °C.

2° Mettre tous les ingrédients dans le bol du mixeur et mélanger rapidement. Si c'est trop sec ajouter un peu d'eau.

3° Étaler directement dans votre moule à tarte préalablement graissé avec une noix de margarine végétale ou un peu d'huile d'olive. Couvrir avec feuilles et parsemer de pois (de riz). Cela évitera à la pâte de gonfler.

4° Cuire à blanc 10 minutes maxi.

5° Pendant ce temps, préparer l'appareil.

6° Laver les carottes et les râper grossièrement.

7° Battre les œufs avec la crème liquide, les épices, le sel et le poivre.

8° Ajouter les carottes et la gousse d'ail réduite en purée. Verser l'appareil sur fond de tarte précuit.

9° Cuire la tarte au four pendant 25 minutes, jusqu'à ce qu'elle soit bien colorée.

Quiche aux carottes (version 2 végétalienne)

Ingrédients pâte brisée sans gluten

200 g de farine riz

50 g de farine de pois chiche

½ cuillère à café de poudre à lever

5 cuillères à soupe d'huile d'olive

15 - 20 cl d'eau chaude (démarrer ave 15 et si nécessaire ajouter le reste petit à petit)

Sel

Pour l'appareil :

300 g de carottes

1 gousse d'ail

130 g de tofu

20 cl de crème liquide de coco (type coco cuisine ou lait de coco)

3 cuillère à café de curry doux

1 cuillère à soupe de fécule de maïs (ou Arrow root)

1 cuillère à soupe de purée de sésame

Sel

1° Préchauffer le four à 180°C.

2° Dans un grand bol, mélanger les ingrédients secs.

3° Verser l'huile d'olive et l'eau.

4° Malaxer le tout jusqu'à obtenir une pate homogène. Former une boule.

5° Etaler directement dans votre moule à tarte préalablement graissé avec une noix de margarine végétale ou un peu d'huile d'olive. Couvrir avec feuilles et parsemer de pois (de riz). Cela évitera à la pâte de gonfler.

6° Cuire à blanc 5 minutes.

7° Pendant ce temps préparer l'appareil.

8° Laver les carottes et les râper grossièrement.

9° Mixer le tofu avec la crème, la fécule, la purée de sésame et les épices.

10° Ajouter les carottes et la gousse d'ail réduite en purée. Verser l'appareil sur fond de tarte précuit. Mixer.

11° Cuire la tarte au four pendant 20 - 25 minutes, jusqu'à ce qu'elle soit bien colorée.

Roulés de sole à la crème de champignon (sans lait, sans gluten)

Ingrédients pour 4 personnes

8 petits filets de sole

250 g de champignons de Paris

1 cuillère à soupe de jus de citron

3 échalotes

1 cuillère à soupe d'huile d'olive

25 cl de crème liquide de soja

6 cuillères à soupe de vin blanc

Sel et poivre

1° Laver et éponger les filets de sole.

2° Rouler et fixer chaque roulade avec un petit bâtonnet.

3° Laver les champignons dans de l'eau froide avec une pointe de jus de citron. Les sécher et les émincer.

4° Dans une poêle chauffer huile d'olive, y faire revenir les champignons avec les échalotes hachées. Dès qu'ils sont colorés, ajouter le vin.

5° Cuire à feu doux les filets de sole, jusqu'à ce que le poisson soit tendre.

6° Réserver les filets au chaud.

7° Finaliser la sauce en incorporant la crème liquide de soja, remuer et chauffer quelques instants sans laisser bouillir. Saler et poivrer. Servir sans attendre.

Pizza printanière

Ingrédients pour 4 personnes

Une pâte à pizza sans gluten

8 petites asperges

3 carottes

20 tomates cerises

2 cuillères à soupe d'huile d'olive

1 noix de margarine végétale

4 cuillères à soupe de coulis de tomates

1 cuillère à café d'origan

Sel et poivre

1° Préparer les légumes : laver les carottes, les couper en rondelles. Puis laver les asperges, les couper en 2.

2° Cuire à la vapeur les carottes (10 minutes) et les asperges (7 minutes).

3° Laver les tomates cerises, les réserver.

4° Étaler la pâte au rouleau. La positionner dans le moule à tarte préalablement graissé avec une noix de margarine.

5° Badigeonner le fond de pizza avec le coulis de tomate. Garnir avec les légumes. Saupoudrer d'origan. Saler et poivrer.

6° Enfourner durant 15 minutes.

Piquillos

Ingrédients pour 4 personnes

30 g de margarine végétale

30 g de farine de riz

25cl de lait de soja nature

(non sucré)

4 gousses d'ail dégermées

250 g de cabillaud (ou

colin) cuit à la vapeur

1 pincée de piment

d'Espelette en poudre

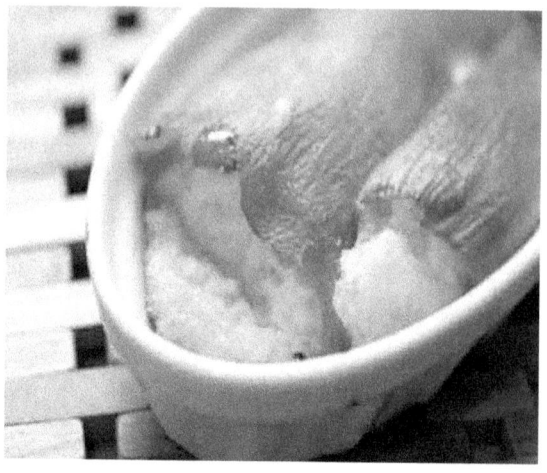

8 beaux piquillos entiers rincés et égouttés (poivrons en conserve)

1 filet d'huile d'olive

Sel

1° Préchauffer le four à 180°C.

2° Faire fondre à feux doux la margarine, ajouter la farine et mélanger. Mouiller ce roux blanc avec le lait végétal. Tout en remuant avec un fouet, porter à ébullition et laisser frémir jusqu'à ce que la sauce soit assez épaisse.

3° Incorporer le cabillaud cuit, l'ail réduite en purée, le sel et le piment. Mélanger.

4° Fourrer les piquillos avec la préparation, les disposer dans un plat et arroser avec un filet d'huile d'olive.

5° Enfourner 15 minutes jusqu'à ce que les piquillos soient dorés.

Farfalle sans gluten à la crème d'ail et au brocoli

Ingrédients pour 4 personnes

200 g de brocoli

7 gousses d'ail

300 g de farfalle

30 cl de crème liquide soja, avoine.

1 bonne pincée de noix de muscade râpée

4 cuillères à soupe de graines germées

Sel

1° Laver et détailler les brocolis en bouquets.

2° Cuire les brocolis à la vapeur moins de 10 minutes. Ils doivent rester croquants et bien verts.

3° Peler les gousses d'ail et retirer leur germe central. Les hacher.

4° Mettre les pâtes à cuire dans un grand volume d'eau bouillante salée. Respecter le temps indiqué par le fabriquant.

5° Verser la crème liquide dans une petite casserole. Ajouter les gousses d'ail hachées. Chauffer à feux doux jusqu'à ce que la sauce soit bien chaude, en remuant de temps à autre pour ne pas la laisser bouillir. Assaisonner avec la noix de muscade, et éventuellement un peu de sel. Mélanger.

6° Servir les pâtes dans des assiettes creuses, ajouter les brocolis et napper de crèmes à l'ail. Décorer avec les graines germées.

Desserts

Tous les desserts proposés sont sans gluten et sans produits laitiers. Certains sont végétaliens (à savoir également sans œufs).

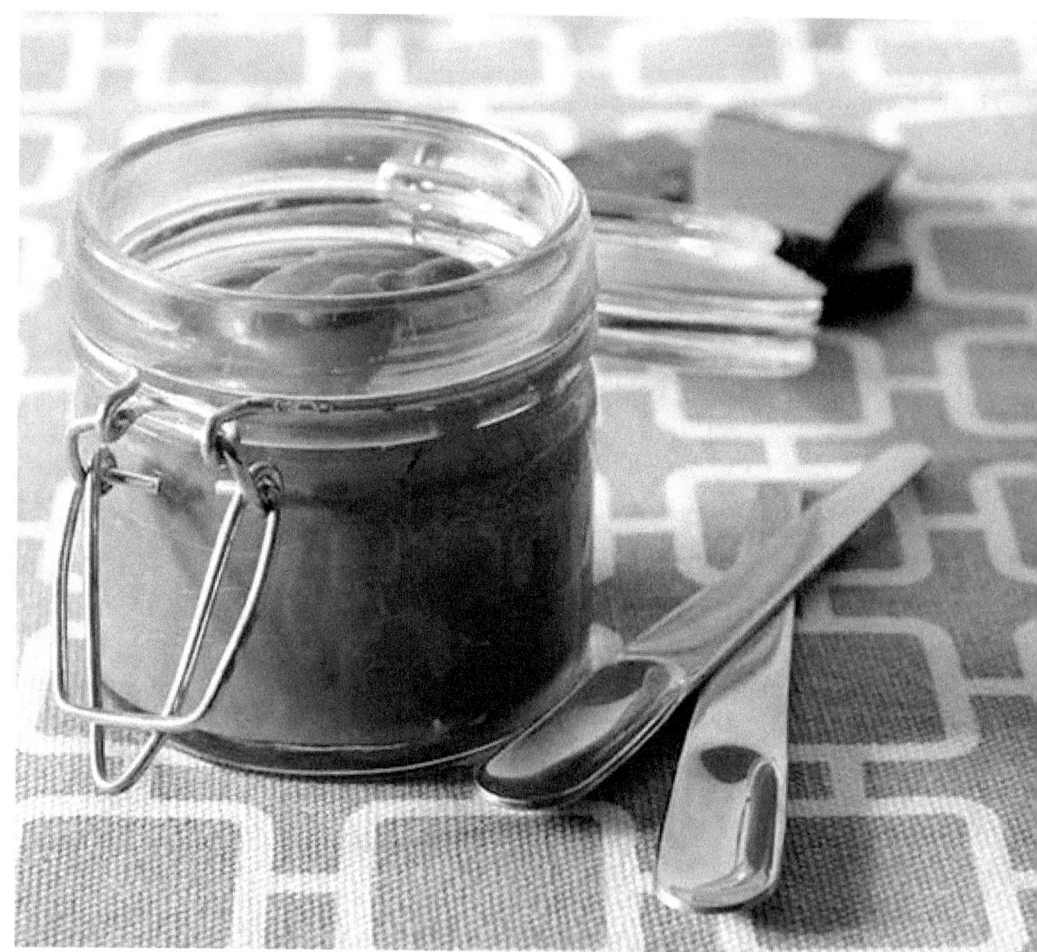

Crème au chocolat

Ingrédients pour 4 personnes

150 g de chocolat noir (70% de cacao)

1 bouchon de rhum

2 cuillères à soupe de crème liquide de soja

1cuillère à soupe d'huile de coco

40 g de sucre de canne blond

400 g de tofu soyeux très frais

1 pointe de sel

1 ° Faire fondre le chocolat au bain marie avec le rhum, l'huile de coco.

2° Ajouter la crème liquide, le sucre, le sel, le tofu.

3° Mixer jusqu'à former une belle crème onctueuse.

4° Verser dans des verrines et réserver au frais au moins 30 minutes.

Cookies au chocolat

Ingrédients pour 20 cookies (sans gluten)

125 g de margarine

80 g de sucre complet de

canne

175 g de farine de riz

50 g de farine de pois chiche

1 sachet de poudre à lever

100 g de chocolat noir (70%

de cacao)

Sel

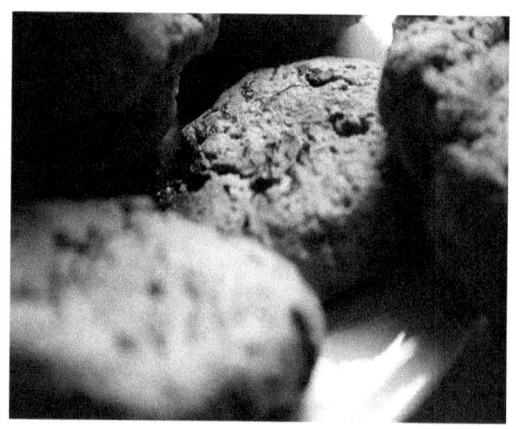

1° Préchauffer le four à 190°C (th.6).

2° Mixer la margarine avec le sucre. Incorporer les farines et mélanger bien.

3° Râper le chocolat à l'aide d'un économe et l'ajouter à la pâte. Mélanger.

4° Dans la paume des mains, façonner des petites boulettes de pâte.

5° Poser ces boulettes sur une plaque de cuisson recouverte de papier sulfurisé. Les aplatir avec une fourchette de manière à ce que les biscuits aient 1 cm d'épaisseur.

6° Cuisson 15 minutes jusqu'à ce que les biscuits soient dorés.

Nems au chocolat

Ingrédients pour 4 personnes

30 g de cacao en poudre non sucré

3 cuillères à soupe de lait d'amande

2 cuillères à soupe de sirop d'agave

20 g de purée d'amande

8 feuilles de riz

10 cl de coulis de fraises

1° Mélanger le cacao avec le lait végétal, la purée d'amande et le sirop d'agave.

2° Humidifier les feuilles de riz de manière à les rendre malléables.

3° Les garnir avec la préparation au chocolat. Sur la partie haute de la feuille, étaler le chocolat horizontalement.

4° Rabattre les côtés et rouler de manière à former un tube.

5° Les placer dans un plat et enfourner pendant quelques minutes à 180°C (th6) jusqu'à ce que les nems soient dorés. Servir avec un coulis de fraises.

Autre possibilité : remplacer le chocolat par une compotée de fruits de saison et napper avec un coulis de chocolat.

Bavarois framboise

Ingrédients pour 4 personnes

Pour la pâte :

150 g de biscuits sans gluten

50 g de margarine végétale

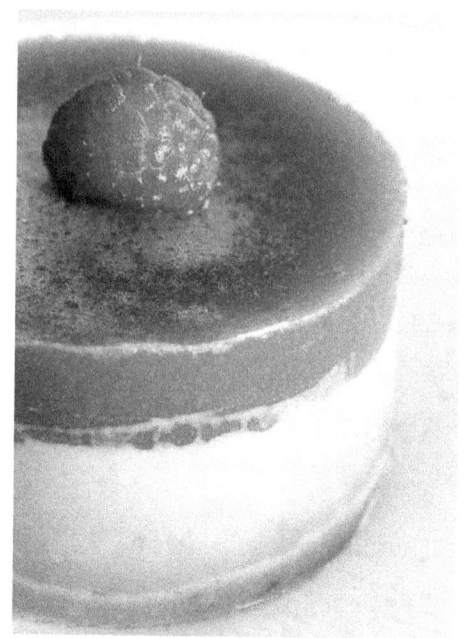

Pour la garniture :

4 g d'agar agar

10 cl de coulis de framboise

5 cl d'eau

400 g de yaourt de soja framboise

100 g de yaourt nature

1° Mixer les biscuits avec la margarine. Tasser ce mélange dans le fond de cercles à pâtisserie.

2° Délayer l'agar agar dans le coulis additionné d'eau. Porter à ébullition sans cesser de remuer.

3° Mélanger le velouté avec les yaourts de soja et y incorporer le coulis à l'agar agar.

4° Verser sur les biscuits dans les cercles.

5° Réserver au frais au moins 1 heure.

6° Pour le démoulage, pousser le bavarois par le biscuit, vers le haut.

Rappel : l'agar agar se gélifie en refroidissant.

Pancakes au sirop d'agave

Ingrédients pour une dizaine de pancakes

250 g de farine de riz

1cuillère à café de poudre à lever sans gluten

3 cuillères à soupe de sucre de canne

1 pointe de sel

50 cl de lait de riz (ou tout autre lait végétal)

2 cuillères à soupe d'huile d'olive

1° Mélanger la farine de riz avec le sucre de canne, le sel et la poudre à lever dans un saladier.

2° Former un puits et incorporer petit à petit le lait végétal. Terminer avec l'huile d'olive. Mélanger. La pâte doit être fluide, pas trop liquide.

3° Chauffer un peu d'huile dans une poêle, sur feu assez fort. Y verser une petite louche de pâte en formant un disque d'une dizaine de centimètres. Retourner après une minute. Procéder ainsi de suite avec le reste de pâte. Réserver les pancakes au chaud.

4. Servir avec du sirop d'agave. Décorer avec quelques fruits.

Crumble de fraises

Ingrédients pour 4 - 6 personnes

125 g de farine de riz

30 g de sucre de canne

20 g d'amandes effilées

1 pointe de couteau de poudre à lever sans gluten

1pincée de sel

4 cl d'huile d'olive

4 cl d'eau chaude

250 g de fraises

30 cl de crème chantilly végétale

1° Préchauffer le four à 180°C.

2° Pour le crumble : mélanger tous les ingrédients (sauf les fraises) jusqu'à l'obtention d'une pâte homogène.

3° Étaler cette pâte sur une feuille de papier sulfurisé graissée.

4° Enfourner pendant 15 à 20 minutes. Le crumble doit être légèrement doré. Réserver

5° Passer les fraises sous l'eau, les équeuter, les couper en 4.

6° Garnir le fond de chaque coupelle avec la chantilly végétale, verser les fraises et émietter par-dessus le crumble.

Les recettes et les photos de ce livre ont été élaborées avec la participation active de **Natacha Duhaut**, une exploratrice bio-gastronome, auteure/photographe de nombreux livres. Depuis plus de 15 ans, elle se passionne pour les bienfaits d'une alimentation saine et gourmande.

Soyez en excellente santé,

ABOUT THE AUTHOR

Soyez en excellente santé,

David Richard

Fondateur – www.maigrirnaturellement.com

Auteur - La Formule Brûleuse de Graisses
& La Vérité Sur Le Bio : Vérités, Mensonges, Idées Reçues Et
Impostures Sur Votre Santé

PS : Suivez-moi
sur FACEBOOK: www.facebook.com/votresanteetbienetre
et profitez de mes dernières astuces et secrets minceur
--> http://www.maigrirnaturellement.com